古醫籍稀見版本影印存真文庫

傷寒方論

清·佚名 編

中醫古籍出版社
Publishing House of Ancient Chinese Medical Books

圖書在版編目（CIP）數據

伤寒方论 /（清）佚名编 .—北京：中医古籍出版社，2015.9（2023.12 重印）
（古医籍稀见版本影印存真文库）
ISBN 978-7-5152-0745-2

Ⅰ .①伤… Ⅱ .①佚… Ⅲ .①《伤寒论》– 方书 – 汇编 Ⅳ .① R222.26

中国版本图书馆 CIP 数据核字（2015）第 087874 号

古醫籍稀見版本影印存真文庫
傷寒方論　清・佚名　編

責任編輯　宋長恒
封面設計　張雅娣
出版發行　中醫古籍出版社
社　　址　北京市東城區東直門內南小街 16 號（100700）
電　　話　010-64089446（總編室）010-64002949（發行部）
網　　址　www.zhongyiguji.com.cn
印　　刷　廊坊市靚彩印刷有限公司
開　　本　850mm × 1168mm　32 開
印　　張　5.75
字　　數　58 千字
版　　次　2015 年 9 月第 1 版　2023 年 12 月第 2 次印刷
書　　號　ISBN 978-7-5152-0745-2
定　　價　29.00 圓

國家古籍出版

專項經費資助項目

據中國中醫科學院圖書館藏清代精抄本影印原書高二三二毫米寬一五六毫米

出版説明

中醫藥學是中華民族優秀傳統文化的重要組成部分，是我國醫學科學的特色，也是生命科學中具有自主創新優勢的領域。歷代存留下來的中醫典籍是我國寶貴的文化遺産，其承載着中華民族特有的精神價值、思維方法、想象力和創造力，是中醫藥科技進步和創新的源泉。對中醫古籍進行保護與整理，即是保護了我國全部古籍中的一個重要的組成部分。

《古醫籍稀見版本影印存真文庫》在全面調查現存古醫籍版本情况的基礎上，遴選出五十餘種具有較高學術價值、文獻價值的古醫籍，對其稀見的版本進行搶救性地挖掘整理，其内容涵蓋中醫臨床内、外、婦、兒、針灸、五官各科及基礎理論等領域。這些版本多爲亟待搶救的瀕危版本、珍稀版本、孤本、善本，或者曾經流傳但近幾十年來世面上已很難見到的版本，屬於讀者迫切需要掌握的知識載體，具有較大的出版價值。爲方便讀者閲讀與使用，本叢書整理者對所遴選古籍的版本源流及存世狀况進行了考辨，撰寫了提要，簡介了作者生平，評述了著作的學術價值；爲避免在整理過程中出現各種紕漏，最大限度地保留文獻原貌，我社決定採用影印整理出版的方式。

此次所選書目具有兩個特點：一是以學術性和實用性兼顧爲原則，選擇凝結歷代醫藥學家獨到理論精粹及豐富臨床經驗的精品力作，突出臨證實用，并且充分注重各類中醫古籍的覆蓋面，除了喉科之外，其余各類均有涉及；二是選擇稀見版本，影印出版，不僅可以避免目前市場上古籍整理類書籍魚目混雜、貽誤后學之弊，而且能够完整地體現歷史文獻的真實和完整性，爲讀者研習中醫提供真實的第一手資料。該叢書對於保護和利用中醫藥古籍，發揚和傳承中醫藥文化，更好地爲中醫藥科研、臨床、教學服務具有重大的意義。

我社自二十世紀八十年代成立以來，陸續出版了大型系列古籍叢書，影印的有《中醫珍本叢書》《文淵閣四庫全書醫家類》《北京大學圖書館館藏善本醫書》《海外回歸中醫古籍善本集萃》《中醫古籍孤本大全》等，自出版后廣受學界和藏書機構歡迎。實踐證明，以影印爲基礎進行文獻開發，不僅符合學術研究和收藏需要，而且操作性更强，對促進文獻批露意義重大。

在編輯過程中，我們遵循《古醫籍稀見版本影印存真文庫》的編輯規範，進行了嚴格地查重，并查核原書，爲每種圖書制作了新的書名頁，重新編目，讓讀者一目了然。爲了讓讀者真真切切感受古籍的原汁原味，我們對前言和目録均採用繁體竖排形式。需要説明的是，所收珍本中有缺卷或缺頁的情況，由於這些珍本基本上没有復本，我們没有進行配補，僅作了相應的標注，也留下了些許遺憾，敬請廣大讀者諒解。

中醫古籍出版社

二零一五年九月

前言

本書撰者不詳，係研究《傷寒論》方劑的專著。書中對《傷寒論》一百十三方，有用藥簡潔，配伍得當，療效可靠之特點。逐條發揮，每方均從主證、主脈功用、禁忌、配伍特點、隨證加減，以及相似方劑比較得失等諸方面進行論述。並從方義、藥物兩方面研究方劑，善析方義之微：通過提要方法研究方義，如：四逆散雖藥僅四味，但證候多有或然症，初學者不易掌握，該書用『蓋四逆為邪壅正氣』、主方統附方法析方義、君臣佐使析方義三種方法來研究方義。善析用藥之奧：《傷寒論》用藥九十多味，有寓神奇於平淡之特色，故本書注重對藥物的分析，如：對芒硝的藥理分析入微。曰：『芒硝其性走下，故惟蕩滌腸胃積滯，以其鹹寒足以軟堅去實熱也』這種頗切實用的論述，非臨床老手焉能道及之。本書從證候、症狀兩方面闡發《傷寒論》辨證之精華。通過類比析證候、區域論證候、症狀析證候三種方法論之。還從病因角度解析治法、方劑。全文簡明扼要、評判得當，因此很值得今人臨證處方用藥或研究《傷寒論》方劑時借鑒。清代徐彬撰《傷寒方論》又名《傷寒一百十三方發明》，與本書同名，但內容不同。清代王子接注《傷寒古方通》與本書所載方劑次序相同，閱讀時可以互參。

本書為清代精抄本，扉頁題『汪午橋秘藏方書』，字跡工整清晰，係中醫研究院圖書館所藏孤本，從未刊行，今據以影印，可供中醫教學及臨證參考。

中醫古籍出版社

目録

和劑

溫劑

汪午橋秘藏方書

傷寒方論

張仲景百十三方王子接少選桂枝朴杏湯多入條芩人参湯柴胡螵蠨湯二方缺論餘對方註叅看更属明晰

和劑

桂枝湯

論曰、表受邪。必從表驅出之為便。衛為陽分。風為陽邪。桂為陽藥。故風勝者以之為君。辛以平之也。取桂枝本乎天者親上也。然陽盛者熱自發。陰弱者汗自出。幸陰之僅弱。未曾受邪。故以芍藥一味堅之。東垣所謂桂枝湯為陰經榮藥。正言其和衛氣。使陰氣不泄之功也。若發汗過多。乂手冒心心下悸。此營氣已動。幾於無陽而陰獨矣。又何堪以芍藥之酸寒。堅其凜冽之勢。故竟以桂枝甘草一味固表緩中。若但誤下而脉促胸滿。此陰邪入腹而表未清。故於桂枝全湯単去芍藥。蓋陰邪不宜芍藥。且恐其復助陰邪下入腹中也。至於傷寒脉浮脚攣。誤攻其表而厥者。以温藥令其厥愈。足温之後。随與芍藥甘草湯以伸其脚。芍藥得甘草能和其中也。觀其出入。則桂枝湯之所以用芍藥可知矣。若陽脉濇陰脉弦法中腹當急痛而用小建中湯。即以芍藥爲君。桂枝等佐之。因表虛裡虛不同。而迭爲主用。則仲景之桂枝湯。但取解肌散表。而不欲動營之意。不更躍然哉。若薑棗之用。不獨發散。專行脾中之津液而和其營衛也。有疑芍藥爲赤芍者。非也。歠熱稀粥。乘内未受邪。扶其中氣以助藥力也。

内經曰、辛甘發散爲陽。此湯所以發散風邪。風淫所勝。平以辛。佐以苦甘。是以桂枝爲主。甘棗生薑爲佐使也。

桂枝甘草湯

論曰、陽本受氣于胸中。發汗過多。陽氣太泄。則胸中陽氣不足。故叉手冒心。然不説到陰血上。方用桂枝甘草。固表緩中。亦非養血也。彼臟結證。則云脇下素有痞積。故臟結無陽。彼太陽病發熱惡寒。熱多寒少脉微弱。則曰此無陽也。今發汗過多。而叉手冒心心下悸。陽微故也。不曰無陽者。彼多熱邪。此則單虛。彼以見燥而無陽。此則汗大洩而陽弱也。故但以桂甘扶其陽耳。

芍藥甘草湯

論曰、前用甘草乾薑湯。厥愈足溫。不但不必治寒。恐慮前之辛熱有傷其陰。而足攣轉錮。故隨用芍藥甘草以和陰而伸其脚。若陽旦誤治症。增桂加附而又用乾薑。乃脛仍不伸。似乎陰盛。然咽乾譫語。熱證相錯。其非重寒沍陰可知。故亦以芍藥和其陰也。

桂枝加桂湯

方論曰、此乃太陽風邪。因燒針令汗。復感於寒邪從太陽之腑旁光襲入。相合之腎藏而作奔豚故仍從太陽治例。用桂枝全方倍加桂者。以內洩陰氣兼驅外邪也。仲景止言針處被寒。核起而赤者。必發奔豚。原未嘗及驚。成氏因金匱要畧。病有奔豚從驚發得之腎氣欲上乘心之語。遂致心氣因驚而虛。腎氣乘寒而動。是又註腎水敢于乘心之故也。然亦有心經素虛。不盡由于驚者矣。喻先生述一婦。病外感服表藥後忽面若裝朱。散髮、欬、喘、雙手上揚。即以加桂方與之。頃即定。又推言發表誤入寒藥。服後反加壯熱。肌膚起赤塊。畏寒腹痛。氣逆而喘者。或汗時覆蓋未週。被風寒復侵。紅腫喘逆者。俱宜同此例。真可謂善學古人者矣。

桂枝加芍藥湯 此主誤下內陷而腹痛

論曰、太陰腹滿時痛。有直中者。有傳經者。有誤下內陷者。惟誤下爲輕淺。蓋太陽誤下之變。每在胸脇。胸脇不虛。而脾獨受傷。是越經而爲變也。脾之受邪。原淺。但邪雖入陰位。而太陽之邪毫未料理。故但倍芍藥。大和脾氣以收太陰之逆。而仍以桂枝治其本經之邪。提之使出太陽。不比直中者。竟治太陰耳若傳經者。虛熱寒實所因不同。藥亦不一矣。

桂枝加芍藥生薑人參新加湯

論曰、此湯本爲發汗後。身疼痛脈沉遲者。曰發汗其初爲麻黄証可知。汗後身疼。或初挾微風。汗大出陽氣暴虛。邪不能盡出。而餘邪挾虛作痛。仲景所謂如水流漓。病必不除也。更脈見沉遲。挾虛無疑矣。然案曰、脈沉遲。乃六部皆然。與尺遲大異。尺遲乃素虛。此爲發汗新虛。即有餘寒。必因微風相滯。但非因誤下則裡未受寒。故於桂枝方中。但倍加芍藥生薑各一两以去邪。用參三兩以輔正。然人參固表，桂枝解肌，合用非本懷也。故曰新加。見權宜之意耳。

成無己曰、與桂枝以解未盡之邪。加芍藥生薑人參以益不足之血。

桂枝加葛根湯

論曰、太陽中風。自汗几几。几几、頭不舒也、項背強狀、亦可意會。項背強，

頸項屬陽明。但此爲太陽初入陽明。未知兩經各半，故仲景於此不言合病。止以葛根一味。加入桂枝湯使邪還太陽爲易也。然不斟酌。蓋葛根之輕揚，已足

引陽明襲邪。共桂枝成解肌之功耳。

桂枝加附子湯

論曰、漏與亡陽不同。亡陽者是真氣大洩。有虛無邪。故或陽虛而陰盛。如入寒氷地獄。爲厥逆下利等證。則以內寒爲重。宜四逆湯以姜附溫經矣。或內怯外虛。則爲心悸、頭眩、身瞤動、振振欲擗地。如身全無外廓。則以汗泄爲重。宜真武湯。苓术生薑兼芍附以溫經攝水矣。若漏是以得汗而復爲風邪所襲。風宜有汗。因循不止。雖非如亡陽之大脫。然概比太陽之中風證。則加虛燥矣。於是有表則惡風。津液外泄而見下燥則小便難。兼以衛氣外脫而膀胱之化不行也。筋脉無津液以養。則為四肢微急。難以屈伸。兼以風入而增其勁也。此陽氣與陰津兩亡。更加風氣纏綿。若用四逆則不宜乾薑之剛燥。用真武則不宜苓术之滲濕。故用桂枝湯加附子。以固表驅風而復陽斂陰也。然觀此方。更用於風濕相搏。身體盡痛不能自轉側者。則知此處尤着眼在四肢難以屈伸。故加附子以溫經而通其邪鬱也。

桂枝去桂加茯苓白朮湯

論曰。翕翕發熱。氣蒸濕潤。風象也。而無汗寒之體也。誤下後尚如此。則知服桂枝湯。治風而遺其寒。所以不解而證變。乃更下之。使邪勢乘虛入裡。益誤矣古。在表之風寒未除。而發熱頭項痛無汗。無汗者。微寒之徵也。在裡之水飲上逆。而心下滿微痛。小便不利。不利者。水不下行也。桂枝已誤。不可復用。心下已微痛而滿。可因無汗而後與麻黃耶。故以無汗而去桂。以小便不利加苓朮以導之。取棗薑甘芍仍和其營衡。而以苓术治飲。安其誤下之陰氣耳。

桂枝去芍藥湯（此主誤下陽虛濁陰潛上胸滿者）

論曰、此方主誤下而脉促胸滿也。然此條之誤下脉促。與用葛根芩連湯者同。而無下利不止汗出等証。更見胸滿。則陽邪仍盛於陽位。幾與結胸同變。但滿而不痛。且諸下証未具。胸未結也。故取用桂枝甘草之芳甘。薑棗佐之。以函散太陽表邪。去芍藥者。以誤下故不敢用。恐其助内熱之勢。復領陽邪下入腹中。勢必胸滿不已而爲腹滿也。且誤下傷胃爲苦。寒所傷者。不堪復寒、芍藥屬陰、非陽邪所宜、徒令下焦積虛。而陽邪湊之耳。

茯苓甘草湯

論曰、傷寒原無汗。忽自汗。必是傳陽明。然無陽明證、是不傳陽明而傳太陽之腑也。有渴有不渴甚不甚之別也。然曰傷寒汗出。不曰表解。是腑邪十之三而表邪仍十之七也。故於桂枝去棗芍以直解其邪、加一味茯苓利膀胱之氣。亦內外兩解。但重在表也若傷寒厥而心下悸者。厥則爲寒邪內中、假使無水氣雖甚陰寒。不至凌心。何為悸也。既以水氣而悸。是全裡而無表。亦以此湯解之者。蓋水氣之壅。有或為之主也。若非太陽之邪。不能上逆心間。故以生薑為君。茯苓為臣。下其水。桂甘為佐。解其初入太陽之寒邪。稍久則陰勝而陽負。入胃為利。即此飲矣。故須先治。殆後治厥。不過易以溫經之劑耳。倘先施之於治水。則太陽之治非其宜矣。彼少陽亦有悸。小柴胡正兼飲為治。亦先治之意也。按此與茯苓桂枝甘草大棗湯。茯苓桂枝甘草白朮湯。不過大棗白朮生薑三味。

相為出入。而主治各異。益發汗後。臍悸。下雖有以臣伐君之勢。地遠而卑。此門庭外之寇。故以大棗扶土。固其城守。而漸至蕩平。心下逆滿。氣上衝胸。如據防要君。至誤汗而根搖。傾覆之恐。舉國共之。此城社之禍。故以白朮固本。使剪伐有權而徐圖恢復。若此之厥而心下悸。則是削弱之國賊。居肘腋寢殿為根動。非有勤王急師。則菑刻之禍。傾刺剝床。故以生薑之辛。開痰逐逆。一切城守固本之策。皆屬迂濶。非救時急務耳。因生薑亦能發散。合桂甘勢極鋒利。故得茯苓而兼效而解之績。此如圍鄭之師。而并勦外來之賓建德。其將將者不同也。

茯苓桂枝甘草大棗湯

論曰、凡人腎水能制心火。所以無焚如之患。然惟心陽本強。而藉腎水調劑。故心雖受制。而實受益。如陽男操家。而婦女之陰能為陽之守也。汗本心液。發汗後臍下悸者。心氣虛而不能自主。腎邪欲上凌心。故臍下先悸。前為陽之守者。今欲為陽之寇。茯苓桂枝直搗腎邪。甘草大棗扶脾土以制水。土乃心之子。子強而仇可制也。煎用甘爛水者。揚之千遍。取其性走而速下。以達病所。且水力輕微。不爲腎之助也。成無己曰、茯苓以伐腎邪。桂枝能泄奔豚。甘草大棗之甘。滋助脾土以平腎氣。甘爛水者。揚之無力。取不助腎氣也。

苓桂朮甘湯

論曰、心下滿。氣上衝胸。寒邪搏飲。壅隔陰火於膺間動即上炎。所以起則頭眩。已屬裡証。設脈浮緊。亦止可兩解。脈沉緊。明係飲中留結外邪。乃不用瀉心等湯。蓋當吐下之後。外雖解而津液盡極。又復誤汗而振振動搖。故以導滌飲爲君。桂甘驅而爲佐。庶津液得以四布。而滋養其經脉也。于桂枝湯去芍藥者。飲爲陰邪。酸寒益其邪耳。不用薑棗者。過不在營衛也。

小建中湯

論曰、此桂枝湯加膠飴也。證本傷寒。而借用桂枝者。君以飴糖。入加芍藥。則桂特和表而建功於中矣。其所以先建中者。謂寒邪與風邪不同。風邪須刺外熱。寒邪值中氣虛寒之人。留連胸中。雖只二三日。邪氣在表。未當傳裏之時。即為悸者。陽氣内虛也。煩者陰火内動也。将来邪與虛搏。必至危困。故乘寒邪未盡變熱之先。建立中氣。則邪不易入。即入亦足以禦之也。倍芍藥者。桂枝解肌。皮膚為近。制小其服。建中補内。心腹為遠。制大其服耳。如腹痛芍藥尤宜。故陽濟陰經。腹中急痛者亦用之。

内經曰、脾欲緩急食甘以緩之。飴棗草之甘以緩中也。營衛不足。桂枝生薑之辛以潤之散之也。正氣虛弱。芍藥之酸以收之也。

桂枝去芍藥加蜀漆龍骨牡蠣救逆湯

論曰、誤服大青龍。厥逆筋惕肉瞤而亡陽者。乃汗多所致。故用真武以救之。此以火刼而亡陽者。乃方寸元陽之神。被火迫刼而飛騰散越。故驚狂不安。此離中之火。不復安既濟之常也。蜀漆常山苗也。有截痰截瘧破澼之功。更加龍骨牡蠣極動極静之骨。盡彼飛伏之意。迎此散亂之機。爲之舟楫。以載神而反之宅。一切安神補血之劑。俱置不用。無暇及之也。然必合桂甘薑棗所以通調肌表。而收拾其欲潰之勢也。獨去芍藥者。謂大勢擾亂。總非約束所能及。徒以酸寒陰重。滯桂枝疾趨以達肌表之勢。故去之。

桂枝甘草龍骨牡蠣湯

論曰、此比前方又去蜀漆薑棗。蓋此之煩燥。是天君未動。而僅擾之不寧。故但用龍骨牡蠣。而去蜀漆之猛。以收鎮定之功。既經火逆。又下、且針、脾中津液不堪再宣。故并去薑棗。而但以桂甘緻和其表。所謂因時制宜。稱物而平施也。○按前二方。以驚狂加蜀漆驚狂為實也。但煩躁去蜀漆。煩躁為虛也。金匱治虛勞。脉得諸芤動微緊。男子失精。女子夢交。桂枝龍骨牡蠣湯主之。謂陰虛微陽擾之。故扶陽固陰。而兼與安神定魄也。然前二方皆去芍藥。虛勞則桂芍並用。蓋虛勞以固陰爲主也。至小品虛弱浮熱汗出者。此方去桂加白微附子。則知虛陽擾于內。尚可從容調之。浮熱汗出。非壯元陽。則不可矣。

甘草湯

論曰、甘草一味单行。服能和陰而清衝任之熱。每見生便癰者。驟煎四兩頓服立愈。則其能清少陰客熱可知所以為咽痛專方也。

桔梗湯

論曰、此與甘草一味湯迥然不同矣。桔梗有開提之功。又桔梗味苦。甘草味甘。二者相合。有和其陰陽之義。初用甘草不瘥。便須防其陰陽不和。故續用之。然必客熱之淺者。與少陰之陰尚可支持者為宜。故此與甘草湯皆必二三日內纔用之耳。

半夏散 及湯

論曰、此又咽痛方中之變者矣。蓋咽痛當清少陰客熱。故猪膚湯以之調中而滋腎。甘草及甘桔湯。雖清熱開提不同。同於清少陰之邪。故三方皆重劑。所謂補下治下制以急也。若苦酒湯及此湯皆以去痰為務。治在上焦。故劑皆極少。然此加桂甘。則更巧矣。少陰之邪。原從太陽來。故於去痰藥中入此二味。仍欲向太陽提出其火邪。但必審明微有表意者。方為合法。

苦酒湯

論曰、此為痰飲咽痛設也。雖子兼清其熱耳。然此之與黃連阿膠湯之用雞子黃又不同矣。黃象地氣爲濁陰血分藥也。白象天氣。爲清陽氣分藥也。故去黃以清在上之氣熱。合苦酒以斂浮濁之虛火。而無取乎劑之重。但盡殼中所有。少少含嚥。所謂補上治上。制以緩也。

小柴胡湯

加減法

若胸中煩而不嘔。去半夏人參。加括蔞實一枚。若渴者去半夏加人參。合前成四兩半。括蔞根四兩。若腹中痛者去黃芩。加芍藥三兩。若脇下痞鞕去大棗。加牡蠣四兩。若心下悸小便不利者去黃芩。加茯苓四兩。若不渴外有微熱者。去人參加桂三兩。溫服取微汗愈。若欬者去人參大棗生薑

加五味子半

非。乾薑二兩。

恐汗出液涸大便難下後邪陷胸滿也。

論曰、傷風與寒。有裡即不可攻表。有表即不可攻裏。此定法也。少陽為半表裏。故凡見少陽一證。即不可從太陽為治。而用小柴胡。蓋柴胡能引清氣而行陽道。又能引胃氣上行而行春令。又能散諸經血結氣聚。故凡邪之表裏混雜者。俱藉之以提出少陽俾循經次而出。所以仲景取用獨多。而尤于傷寒中風五六日。往來寒熱、胸脇苦滿。默默不欲飲食。心煩喜嘔者。為對的之劑。謂風寒之外邪。挾身中之痰飲、結聚

少陽本位。所以胸脇苦滿。熱逼心間。所以心煩喜嘔
胸脇既滿。胃中之水穀亦不消。所以不欲食。於是邪
入而併于陰則寒。併于陽則熱。故不問傳経或直中。
概以小柴胡和之。柴胡者、少陽主藥也。兼黄芩邪入
内則熱也。兼半夏、生薑、有飲而為嘔逆也。兼參甘棗
養正而調其陰陽。小柴胡得擅和解之功。寔賴此也。
然人小氣體所挟不同。故以柴甘生薑為定藥。餘則
增減随症耳。若口苦咽乾。熱聚于胆也。目眩、木盛生
風而旋暈也。為少陽本病。前證中不概列。亦有無是

證不可拘也。

柴胡桂枝湯

論曰、心下支結。喻先生謂邪結於心下之偏傍而不正中。此不易之論矣。病至六七日。心脇之間。忽有此欲結之意。明是太陽之邪將傳少陽。特留連而未即離太陽經。所以發熱肢節煩疼。然惡寒微而嘔亦微。其在外者有向裏之意。其陷入者有戀表之情。無論外証未去。決無用大陷胸之理。即小陷胸但能驅飲。豈能主表乎。故以桂枝柴胡還治其表。然寔以小柴胡和解為主。觀其分兩之多寡而立方之意顯然此即太陽証見証。少陽為治之意也。全不理支結者邪之源清。而偏傍小結。自無不瓦解氷消耳。

柴胡桂枝乾薑湯發汗未透。而又下之。胸脇滿微結。當用小柴胡和之。○結胸無外熱。裡熱無免用陷胸湯下之。○往来寒熱。表多裡少。即用此湯和解之。

論曰、從来太陽。證見一證渉少陽。即禁汗下。以邪在半表。非汗下之所能盡也。此以傷寒發汗。必有半裡之邪未服。略見內證。而又復汗下也。邪兼半表而攻其內外。故邪在少陽者。往来寒熱而心煩。邪本太陽

者。胸脇滿而微結。其小便不利。渴而不嘔者。汗下亡
津液而內燥也。若使邪盛而渴者。其人必嘔矣。其有
頭汗者。必初發汗時。下原未得汗。而又下之。於是津
亡而渴。又加胸滿微結。邪已內入。而身之汗益難。初
之誤汗。徒虛其上。而頭爲之汗。故從和解之法。而用
小柴胡。以渴去半夏。以胸滿微結去人參。加桂枝以
從太陽。加乾薑以散滿。加栝蔞根以滋內燥。加牡蠣
以軟結也。彼以結胃無外熱裡熱爲多。故從下奪之
法。而用陷胸。此則往来寒熱。表多裡少。故惟和解爲

妥也。

柴胡加龍骨牡蠣湯

論曰、下在八九日後。未為大誤。而為變特異。喻先生因推原致異之由。謂伏飲素積。外邪未盡。乘虛陷入積飲挾之。填滿胸中。則胆中之氣不能四布。而身重。熱壅方寸。而心驚。此最得病機之要者也。又謂錯雜為治。寔專治心。蓋京師奠安而後方鎮用命。此寔仲景擒王之捷法也。然細詳之。大意以和解為主。認證以風因為要。釀變以痰飲為本。而治法之端緒則以寧心爲首務也。蓋誤下之變。風邪結胸。寒邪則痞。一定之理。今滿不在腹而在胸。此陽邪在陽之徵也。加煩則益明矣。譫語者、因下後而津液燥熱也。燥熱則氣不化而小便不利矣。一身盡重者。陽氣內鬱而不榮於表也。且伏飲搏邪外走。則如濕內攻。即心爲之驚矣。此正如半表裏之邪。而錯雜稍甚者也。故仲景以柴胡和解爲主治。因中滿而去甘棗。因飲而加茯苓。合薑半以逐飲。因證本風因。而加桂以達表通陽。因胃熱胸滿微有痞意。而加大黃以清結熱。然而都城震動。非恣力入援。則閫外闔維。無補社稷。故以丹鉛之鎮重酸涼。龍骨牡蠣之性濇而安神者。建匡主之元功。觀此以柴胡首陽名和解之意可知矣。柴胡者、小柴胡也。猶云桂枝加附子也。觀其以龍骨牡蠣獨表而出之。重心爲治可知矣。否則藥味十一。何獨揭此爲名耶。

生薑瀉心湯

論曰、瀉心諸湯、及陷胸湯、本爲太陽表邪未解。誤下而成痞。與結胸證同。是胃氣受傷之故。但陽邪從陽。

故結胸證。當着眼在胃中空虛客氣動鬲、八字。是正氣不運。而陽邪先傷其鬲。故陽邪即據陽位而熱聚鬲上。甚則項強。治法以驅熱爲主。而用硝黃。陰邪從陰。故痞證。當着眼在胃中不和、腹中雷鳴、八字。是胃氣餒弱。而陰邪不能上鬲。反注腹中。故陰邪必與陰水爲伍。而搏飲心下。甚則下利。治法以逐飲爲主。而用薑半。然亦有不因誤下。胃氣本虛者。津液素潰。復因發汗而外亡。邪入而内結。則心下亦遂痞。鞕伏飲搏聚。胃氣不足以開之也。於是胃病。故乾噫食臭食入而噯餿酸也。胃病而水不下。故脇下有水氣。飲入而旁滲脇肋也。胃病而胃中水穀不行。腹中必搏擊有聲。下利而清濁不分也。或言生薑瀉心。因於食則謬矣。水穀不分。亦由胃虛也。故用參甘棗以補中。乾薑以溫胃。生薑半夏以開痰飲。而以芩連兼清其邪也。此不因誤下而反大補其胃者。要知不因下而致痞若此。虛非尋常之虛。且未經誤下。反受補而無變耳

甘草瀉心湯

論曰、此即生薑瀉心湯。去生薑人參而倍甘草乾薑。

不專治結熱而治胃虛也。既治胃虛。正宜用人參。而去之者。胃經再下。虛而加寒。急則治標。當以溫之為要矣。人參能補氣。而溫中之力緩。且能壯陽。而去虛熱之功亦緩。故寧去之而倍甘草。甘草能調中。且生用則去虛熱也。生薑止嘔而反去之者。復下益痞。是痞因虛而益。非因邪而益也。虛即生薑之辛未開其飲。先虛其中。故倍用乾薑代之。以溫胃開痞。而君之以甘草。則甘溫之益。雖非人參。而有恰當之妙也。中滿忌甘。而此反多用甘草之除滿。正內經所謂塞因塞用之理也。若芩連半棗甘不過瀉心之偏裨耳。但易以主將。而三軍效命。故瀉心湯以此五味。爲專征不易之旅耳。

附子瀉心湯

論曰、大黃黃連瀉心湯主氣熱。此則又主瀉虛熱且溫經矣。脉浮緊而復下之。虛寒可知。以致緊反入裡假使內氣不餒。何至凝結爲痞。殆內虛寒湊閉塞而成痞。已切履霜堅冰之戒。況復汗出惡寒。可更以三黃恣攻其因寒而虛。因虛而上逆之氣痞乎。故於三黄湯内、另煎附子汁和服。以各行其事而共成傾覆之功。亦用甘爛水者。附性雖走下。能救三黄之偏而敦其本。不能因三黄之寒而無損於上。故亦因水性之軽脱而速下也。

半夏瀉心湯

論曰、此即生薑瀉心湯。去生薑而君半夏也。蓋五六日嘔而發熱。似證少陽。但發熱非往来之寒熱。且太陽亦有嘔。寔難識辨。故服柴胡而不解。廷延未罷。誤下而成結胷。即是太陽陽邪内入。當用大陥胷矣。今誤下而成痞。乃是太陽陰邪搏飲。故用半夏瀉心。獨去生薑者。慮其辛散引津液上也。余君半夏者。瀉心諸方原用以滌飲。此因證起于嘔。故推之爲君。

梔子乾薑湯

論曰、身熱未去。爲煩亦微。則襲入之邪原少。但經大下。中虛可虞。他藥補之。徒足助邪。故惟以乾薑溫中。中得溫而氣壯。邪乃不深入也。梔子色赤味苦。入心而治煩。豉色黑味鹹。入腎而治燥。此以微煩。故并去豉。不欲其大發也。

黄芩湯

論曰、太少合下痢。既非若太陽陽明合病表證多。亦非若陽明少陽合病裏證多。汗下皆不宜。即小柴胡亦嫌遺却太陽。故用柴胡之三。桂枝之二。合而和之。精神全在合字。不復顧太少之表矣。然因此悟桂枝湯意。桂枝為太陽主藥。合薑棗行脾之津液而和其外。因其自汗。陰陽不和。以甘芍和其内。而共成解肌之功。此以合病。治合不治表。故单用甘芍和陰。以管太陽之邪。并悟小柴胡湯意。柴胡為少陽主藥。合薑半以去少陽之飲○而和其半表因表邪入內則熱以芩甘參棗之甘寒和其半裡○而共成和解之用○此以合病○不和表之半○而和裏之半○故单用芩棗以管少陽之邪○體究病情○用藥變化○豈不於此並見哉○

黄芩加半夏生薑湯

方論曰、黄芩湯、既為太少合病下利不易之方也○多嘔加薑半○始知小柴胡之加薑棗○蓋分而為用也○意在薑半以滌飲止嘔○參棗以和中○芩甘以清熱也觀此之嘔○加生薑半夏○曉然自明○否則不嘔○何獨留棗而去薑耶。

乾薑黃連黃芩人參湯

論曰、傷寒二字讀斷。則所云本自寒下。其為平日胃氣虛寒明甚。但傷寒誤吐下。則應變結胸等證。今以本自寒下。變反在中宮。而成寒格。故以參薑大溫其中。佐以芩連而下其逆也。此乃誤下吐之變證。故以變法治之。

黃連湯

論曰、人之所恃以升降陰陽。調和寒熱者。全憑中氣故即有偶感之寒。偶感之熱。稍緩自化。邪一而不爭也。今胸有熱。風邪在上也。胃有邪。邪者寒也。寒熱之邪。勢均力敵。則心下胃上。竟為吳越戰場。往來不通。乃人身自然之陰陽。反各從賊勢為消長。而不能勝調和之任。欲嘔吐者。熱邪上逼也。然止言欲。非真能嘔吐也。為抗而已。腹中痛者。非胸中之熱。能入腹與爭也。盜據中原而下土告陷。失救援之望。為困而已。故以黃連半夏清熱而降逆。乾薑同桂枝溫胃而散寒。參甘棗為維持調護之主。庶陽精無擾。而陰精奉上矣。其不用生薑者。生薑止嘔。功在辛散。主陽陷於賊熱。下陰陷於賊寒。而精氣不貫。病在兩頭。故設法除賊。以升陰降陽。邪不關在中無取辛散焉耳。雜病欲嘔而不吐。胸上覺熱者。亦當以此方推之。

成無己曰、上熱者泄之以苦。黃連之苦以降陽。下寒者散之以辛。桂薑半夏之辛以升陰。脾欲緩急食甘以緩之。人參甘草大棗之甘以益胃。

黃連阿膠湯

論曰、少陰本証。脈微細但欲寐者。人身衛氣行陽則寤。行陰則寐。邪入少陰則衛氣搏于陰而不能出。故但欲寐。於是下利嘔逆。乃陰邪內熾也。因而汗出煩燥。是真陽欲亡也。若一無此等證。但心煩不得眠。且在二三日。傳經陽邪。至此不為日淺矣。明是真陰為邪熱所爍。始而衛氣從邪留陰而欲寐。陽之陷也。今且陰氣反從火化。行陽分。致不得眠。淩心為煩。陰之消也。故以芩連折其火。為君。雞子黃混沌未鑿之元陰。阿井乃天地尾閭之真水。挾黑驢皮潤燥驅風。而為膠者。育其陰之本。復以白芍之酸寒。收攝其外亡之微陰較之四逆等湯。一水一火。天地懸隔。此治少陰大分別。大關鍵也。不可以草草畧過。

成無已曰、陽有餘。以苦除之。黃芩黃連之苦以除熱陰不足。以甘補之。雞黃阿膠之甘以補血。酸收也泄也。芍藥之酸。收陰氣而泄邪熱。

厚樸生薑半夏甘草人參湯

論曰、凡吐後腹脹。與下後腹滿。乃因宜汗不汗。誤與吐下。表家邪虛入裡。邪氣盛則寔之證也。若發汗後。表邪已解而腹脹。滿知非裏寔。緣脾胃氣虛。津液搏結。陰氣內動。壅而為滿也。故以厚樸之苦泄腹滿。半夏生薑之辛以散滯氣。人參甘草之甘以益脾胃。

旋覆代赭石湯

論曰、邪因汗吐下而解矣。然且心下痞鞕。噫氣不除。不問而知胃氣虛逆。則津不得下而聚為飲。飲致痞也。至噫者逆氣溢出。不必有鞕。有鞕則為呃矣。前云乾噫食臭。此但云噫氣。比食臭則無滯而虛也。故治法但以補虛鎮逆為主。而兼消飲。唯噫氣而飲留致痞。痞之故不在飲而在虛也。土虛則肝木乘之。因假其氣而爲逆。故以人參補虛爲君。代赭石之苦寒鎮重而入肝。領人參下行以鎮安其逆氣爲臣。旋覆花之鹹溫能軟堅行水下氣。合薑半開痞爲佐。甘草大棗味甘調胃之主藥。故以爲使。

赤石脂禹餘糧湯

論曰、人之腹中。各有疆守。管領如郡縣。約束如關津。胸乳以上。太陽之分也。陽邪能擾之。而病不及下。陽不能使陰病也。故陽邪結胸。拒痛而止難連心下。其心下胃上。陽分之陰也。陰邪恒據之。而勢與不通。故陰邪成痞。則摶飲心下。而腹每雷鳴或下利故能使下利者心居其一。胃為水谷之海。強則能食便堅弱則中失健運。水谷不化。陰邪下流為溏。故能使下利者胃又居其一。大腸為傳化之官。得小腸而泌水膀胱。清濁以分。糟粕之不至淖泽而下泄。賴大腸之屈曲闢錮也。大腸或為風寒濕熱所侵。於是清濁不分而水谷並出大便。甚則為之開腸。故能使下利者大腸又居其一。腎為胃關。主二便。強則彼此氣行。使無妄出。衰則寒滑不禁。或濕熱鬱利。故能使下利不止者腎又居其一。若此之下利不止心下鞕。滿明信心下水飲下注。用瀉心治痞法以清致瀉之源。不為誤也。他藥下之。胃以無辜受傷。故利不止。責在中焦。而改用理中。亦非誤也。然利不止。豈非下焦受寒。腎不主事乎。故以赤石脂之甘酸大溫。禹餘糧之甘寒而澁。性復鎮重者。以固其下亦非誤也。然利又不止。必利下時濕熱混雜。清濁之分失其職矣。故又曰當利小便。以輔前方而成完守之功也。

芍藥甘草附子湯

論曰、凡曰發汗。證必寒因。則無不惡寒者也。今汗後而表不解。是證仍如故。而惡寒獨曰反比前有加也。惡寒表微也。不因汗解而反有加。豈表邪因汗而更甚乎。其爲營衛新虛而汗過。陽弱可知。故於陰則以甘芍收之。而和其未和之營衛。於經則附子以溫之。而固其已弱之陽。比四逆則去乾薑之陽。而加芍藥和陰爲異。比甘草芍藥湯之和陰。則加熱附大熱爲異。比凡續行解表者。則全不用桂麻爲異。似乎立方之意。全不爲表裡起見。而但爲陰陽起見。藥雖只三味。其用法之神變。可勝道哉。蓋仲景於表未解。原有更汗之條。此特拈出治法之獨異者。以見惡寒在發汗後。須作陽虛之慮。有如此也。否則將復解而散。不蹈虛虛之轍乎。

炙甘草湯 一名復脉湯

論曰、結代脉在傷寒後。此為正邪相擾。以漸致虛可知矣。然至心動悸而無狂越等證。則邪亦微。於是有虛中見邪者。則為来緩時一止。而為能自還之脉。邪衰而正亦衰者。則為不能自還。隨呼吸相引。而復動

之脉○皆因無陽而液涸津枯○氣餒不能冲開凝結之
陰○陰病而結也○代則甚矣○故以桂枝全湯行陽之劑○
去芍加參○先扶其陽○隨以膠麥麻地滋養其燥○又恐
人不察其獨培中土之意○而標其湯名曰炙甘草湯○
以見參甘相合而主持有本○然後潤藥無偏陰之患○
桂枝無陽勝之虞○彼以桂麻合用○得石羔名爲越婢○
此單桂枝湯加滋陰者四○而育陽以長陰○不更甚於
冬月之煖乎○去芍藥不獨慮其寒也○謂寒而酸與陰
爲伍○不若地麥之涼而甘○猶與陽爲徒也○然此證非

亡陽之此。乃陽弱而陰枯也。若更以薑附劫之則立槁矣。

脉按之来緩而時一止。復来者名曰結。又脉来動而中止。更来小数中。有還者反動。名曰結。陰也。脉来動而中止。不能自還。因而復動。名曰代。陰也。得此脉者必難治。

當歸四逆湯

論曰、雖有四逆之名。此四逆散更斟酌矣。蓋脉主血。虚細主血亡。至細而欲絶。則血已無。不但不可下。並不可温。故宜歸芍養血。而用桂甘大棗以和其陰陽。細辛通草以通其心腎。不用薑附以刼其陰。謂脉之虛細。本是陽氣衰微。而陰血更爲不足。則有陽未回而陰先絶之患耳。

當歸四逆加吳茱萸生薑湯

論曰、手足厥寒。脉細欲絶。是經絡無所不寒。氣血俱虛之至。故當歸四逆允爲合劑矣。更察内有久寒。是一陽不足以爲開泰之本。而經絡之虛。乃相因以至。故以吳茱萸細辛通逆而潤燥。通草爲引。復以桂枝全湯而君以當歸。血由氣生。寒從陽化也。并可通於雜證之血虛極寒者矣。

烏梅丸

論曰、蚘厥比臟厥雖爲易治。然臟厥由爲陽。蛕厥亦因臟寒不能自安。而上入其膈。特邪有淺深。一則須臾得止。一則無暫安時。故須以吐蚘辨腎邪之微甚。而類聚辛熱以溫之。監以黄栢烏梅黄連以安其蚘。參歸以補其虛也。然此方寒熱兼施。氣血並補。故便膿之久利。以陰陽錯雜。亦能主之。況烏梅黄連。正爲滯下主藥也。仲景每以生附配乾薑。此獨用熟附。彼兼解散。此専治寒耳。

烧褌散

論曰、大病新瘥。氣血未復。餘熱未盡。强合陰陽。故曰易也。易者、如換易也。故與褌中隱處烧灰服之。以復其氣也。男病用女者。女病用男者。此以陰陽復易之義也。

寒劑

白虎湯

論曰、白虎湯不能解表。此主傷寒脉浮滑表有熱裏有寒。然則仍主表裡雙解耶。不知傷寒以滑脉爲實熱。故陽明病。讝語發潮熱一證。脉滑而疾者。即與小承氣。觀彼則知此之脉浮滑爲宜凉之表。而非待解之表矣。故曰表有熱。明非發表不遠熱者比也。寒喜傷陰。陰傷生熱。故曰裏有寒。寒者邪也。寒變之熱也。表裏俱熱。肺之困極矣。故以石膏之辛、合知母之苦而治之。名曰白虎者。白虎爲西方之金。暑熱得秋金而肅清。以是爲救肺之功臣也。然石膏知母之救肺。寔以攻胃也。以胸胃爲肺之堂奧。內外俱熱。肺無容身之地。故不得不假此以消其炎熱。石膏實爲重劑。非他寒涼可比。故以甘草粳米監之。若三陽合病。亦用白虎。蓋合病多熱。概不治表而治合。合者裏也。故汗下皆不宜。而惟以白虎湯爲主治。正如太陽少陽合病之主黃芩湯耳。門人問曰、先生謂合病。槩不治表而治合。然則太陽陽明合病。兼桂麻二湯而加葛根。

獨非治表耶。曰傷寒凡見太陽未罷。必以解太陽為主。太陽與陽明接界而合病。則仍重太陽為治。故但以葛根兼管陽明。而不得從太少等合病。專治其合之例耳。

白虎加人參湯

論曰、白虎湯但能解熱。不能解表。故必無表證而裡寔者宜之。煩渴。裡熱之徵也。至欲飲水。知陰火燥爍。無陽而液乾。陽虛甚矣。故加參以濟之。若背微惡寒。而口燥心煩者。蓋背為至陰之地。令表熱少。裏熱多。

挾虛。故雖表退而有寒。比通身惡寒不同。故亦加參。若汗煩渴脉皆大者。則雖熱而虛可知。故亦加參。若傷寒七八日。至大渴舌燥而煩者。甚至欲飲水數升。其熱何如。特以熱結在裡。所以表熱不除。而時時惡風。乃氣傷於熱而餒。不可泥為表邪。亦白虎加參。以表之微風為輕。裏之因寒變熱結為重也。設脉但浮。而不滑。證兼頭疼身痛。則雖表裏俱熱。而在表之邪渾未退。白虎不可用。即加參不更助其邪耶。

竹葉石膏湯

論曰、俗醫不知氣盛與氣逆之不同。槩以枳朴傷其至高。又不知中氣虛逆與火逆不同。槩以生薑爲嘔逆仙藥。試觀仲景石膏一湯。則虛熱之辨涇渭了然。傷寒解後。虛羸少氣。氣爲餘熱所傷。故飲食不能爲肌膚也。氣逆欲吐。胃弱而餘邪復挾津液上逆也。故以竹葉石膏清熱。參甘麥冬粳米固本。半夏散逆。蓋竹葉能除新久風邪之煩熱。能止喘促氣勝之上衝。故以爲君。合參麦等用之。治熱而無損其真。導逆而不傷其氣也。若生薑可以宣偶鬱之火。而不能清凝結之熱○枳朴可以下客氣有餘○而不能降熱傷之逆○故皆不用也○至石膏一味○因能助肺氣○清暑熱○故有白虎湯之名○今人不察証之陰陽○熱之高下○乃真畏之如虎○尤為可咲○不知傷寒之邪○皆属陽經○陽經之邪○非沉寒之藥所能勝○其餘邪上逆○何獨不然○故必用之以清邪之源也○每見俗醫不忌芩連之苦寒○而畏石膏之辛凉○總由不知辯證耳○

葛根黄芩黄連湯

論曰、成謂下痢脉微遲○邪在裏也○若促陽為甚○此雖下利而脉促。知在表是也。又謂病有汗出而喘者。爲自汗出而喘也。即邪氣外盛所致。此之喘而汗出。爲因喘而汗出也。即裡熱氣逆所致。故用此湯以散表邪除裡熱是也。獨用葛根義何取乎。蓋證屬桂枝。醫反誤下。則熱邪之在太陽者。未傳陽明之經。已入陽明之腑。所以其脉促急。其汗外越。其氣上奔則喘。下奔則泄。故舍桂枝而用葛根。專主陽明之表。加芩連以清裏熱。則不治喘而喘自止。不治利而利自止矣。甘草甘温調其胃耳。

梔子栢皮湯

論曰、仲景凡見發黃而有陽明證。標之爲陽明病。謂證見陽明。即從陽明治例而通變之。此其常也。其有未見陽明證而發黃者。特變其法曰。於寒濕中求之。謂證出寒濕之變。即不得以太陽例治也。梔子栢皮湯此其一也。故首揭曰傷寒身黃發熱者。已别異於陽明病矣。無太陽表邪不可妄行攻下。使邪乘虛陷入陽明中土。況熱已發出。自與内瘀不同。即當隨熱勢清解其黃。故以梔子栢皮解散之。蓋寒濕之證。難於得熱。熱則其勢外出而不內入。故驅之為易也。

白頭翁湯

論曰、此主熱利下重。舊謂熱傷腎。腎欲堅。故食苦以堅之是矣。然苦藥多。何獨取此。蓋下重者。乃熱傷氣。故陷下而重也。陷下則傷陰。陰傷則血熱。故以白頭翁清血熱。即其善治鼻衄可知。腎肝同一治。故以秦皮和肝陰。即其善治目疾可知。黃連者清脾中鬱熱也。黃栢者堅北方元陰也。雖後重而不用一味調氣之藥。病已不在氣耳。後人以此分血証熱利二字是也。

然未若仲景自註云。下利欲飲水者。以有熱故也。飲水與渴不同。渴但津乾。欲水則是陰分為火燥。欲得涼以解之也。而陰血之熱。亦在其中矣。

文蛤散

論曰、鹹能軟堅。能清熱。能走腎以勝水。故有止煩化痰欬逆胸痺之用。此仲景以之為因寒鬱熱。宿飲膠結主劑也。然易五苓之意。則知此為清熱消飲之輕劑。故必不瘥。而後兩解之圖也。且必于欲飲水反不渴用之。則知能泄偶鬱之熱。而不能勝寔結之熱矣

大黄黄連瀉心湯

論曰此湯與附子瀉心。又瀉心之變法也。諸瀉心湯主滌飲以驅熱。此則主氣之虛熱矣。浮緊之脉爲寒爲陰邪。誤下入裡。果與內飲搏結。必鞭滿矣。今不鞭而濡。是證非挾飲。乃外之陰邪與身中之陰氣相迎。而痞聚心下也。鬱熱上逆。惟苦寒可瀉之。故用大黄黄連。然氣本輕浮。故關上脉浮。浮則易散。故不用他藥以滯之。猶恐其下之不速。用甘爛水。取其輕而易下。謂氣本因寒。逆鬱爲熱。急驅使散。久留則生變也。

若證有心下痞而表未解者。亦虛氣也。故表解後。亦用此湯。謂蠲補飲中。為瀉心湯本旨。總非虛氣所宜。故此特別異於諸瀉心湯而為治也。

茵陳蒿湯

論曰、發黃則邪遍週身。似乎膚腠為病。但頭汗出身無汗齊頸而還。小便不利渴飲水漿則邪實有結意。比穀癉之頭眩。則頭汗為熱多。且谷癉飽而微煩不渴。則此之渴飲水漿為熱甚。又身無汗小便不利則中之熱因濕鬱而氣不化。更可知。故以茵梔合大黃。

解散濕熱。非下之也。欲其自內而達外也。大黃之性，速入血分。不能緩解氣鬱之熱。同梔子茵陳。則能宣濕而化熱。傷寒六七日身黃如橘色。亦有此湯。謂茵陳合大黃則鬱去而黃退。大黃合梔子則便利而濕行耳。若寇氏之治僧。傷寒汗不徹。發黃熱多。期年多不愈。去大黃加秦艽升麻。則以外熱多而全責肌表矣，且內無結聚。雖有熱。非如頭汗出齊頸而還渴飲水漿之甚也。

豬膚湯

論曰、猪膚者。猪厚皮去肥白油者也。白粉、白米粉也。此雖治咽痛。然以通三焦。断下利為急。故以猪膚一味入腎潤燥。仍以蜜粉熬香。健脾止泄。此比甘桔等湯為探本之劑矣。

温劑

四逆湯

論曰、大概主陰寒。尤太陰自利不渴。陰證脉沉身痛與夫厥逆下利。脉不至者。爲的對。謂太陰主水穀。病則自利。内有真寒故不渴。凡陰證病在裏。故脉沉、寒則血脉凝濇。故身痛。受氣于裏。裏寒則陽氣不得宣布。故四肢厥逆而冷。更下利。則益知裏寒。或脉不至。則是寒極而脉伏也。故以甘草合乾薑生附甘辛大熱。經曰寒淫于内。治以辛熱。此皆主純乎陰寒者而以此中發其陽氣也。然有傷寒誤下。續得下利清穀不止。身疼痛者之急。當救裏。宜四逆湯。四逆雖專於主臟寒。然有表邪未除。裡寒為重者。亦當先以四逆救裡。此又用四逆湯之變通矣。涼服者。熱因寒用也。加減法○面色赤者。加葱九莖以通陽氣○腹中痛者。加芍藥二兩。以腹中痛為氣不通也○嘔為氣不散也。加生薑○咽痛如結。加桔梗以散之○利止脉不出者。亡血也。加人參以補之。

通脉四逆湯

論曰、寒見寒證。熱見熱證。此其常也。寒熱證並見是陰寒隔陽于外。不能內返也。故少陰病下利清穀。厥逆脉微。腹痛寒也。而反外熱。不惡寒面赤。乾嘔。咽痛。則為陰陽相背。而元陽飛散之機。即於四逆加葱。以入陰而迎陽。又倍乾薑以壯溫煖之氣。加甘草一兩以大和調之用。蓋通之于外。正攝之於內也。其至戴陽汗出者亦用之。則合甘草乾薑大甘大熱之間。有妙用耳。雖汗出而不忌葱。可知此證之急務。妙在通之也已。故藥同四逆而另作湯名。重在加減也。至于利止脉不出。正経所謂脉微而利。亡血也又非一通可愈。故更加以人參。然觀面色赤。加葱九茎。則知隔陽之證。當以戴陽為確矣。

茯苓四逆湯

論曰、汗出。煩燥。風證之常也。不汗而煩躁。即為大青龍證。然脉弱汗出。諄諄相戒。謂挟風表虚而又汗之。其亡陽為最易也。今汗下不解。轉增煩燥。是正虚不能勝。邪雖與之争。而有欲負之勢。故用茯苓最多。并人參、甘草、乾薑、生附、彷誤用大青龍施真武之例。而去术芍加人参甘草。俾温補兼施。以安其欲亡之陽。使虛熱自退。煩躁止而風寒之邪在所不計耳。此證惑人在病仍不解四字。仲景恐人因此而疑煩躁為風邪未服。恣意表散。危機一蹈。噬臍無及也。

白通湯

論曰、言少陰病。則既無熱。脉微細但欲寐矣。因而下利是陰寒微結。統攝無主。並無疑似之陽證。凝結之寒。漫無欲散之機。故以生附配乾薑。辛熱而迅發。從朔雪中鼓動一陽。以成開泰之功。其用葱白者隆冬凜冽。百草皆萎。患不在虛而在陽氣之不接。故以葱白之最通陽界者。主湯之名。謂陽春布德。必先葭管飛灰。東風透谷。而後凍解暉生。否則单恃辛熱不足以引有脚之陽。適足以益丹鼎之燥耳。

白通加猪胆汁湯

論曰、白通湯本取通脉。使沉者起微者盛也。反厥逆無脉乾嘔而煩。是葱白能通上而不能通下。其微陽之欲散未散者。因葱而上越。故爲嘔爲煩。非徒無益而有害之也。然非薑附葱白之辛熱。猝難宣發。則葱白之用。豈爲過乎。責在無開導矣。故以人尿猪胆汁飲引之。但炎上之火。收之極難。故脉忌暴出。謂與下之凝寒。竟不相屬。則相離而絶也。

成無已曰、内經云苦調寒熱之逆。冷熱必行。則熱物冷服。下嗌之後。冷體既消。熱性便發。由是病氣隨愈嘔噦皆除。情性不違。而致大益。此和人尿猪胆汁鹹苦寒物。於白通湯熱劑中。要其氣相從。則可以去拒格之寒也。

附子湯

論曰、附子湯。最為少陰中直捷中正之方。蓋陰邪稍緩即變熱。而為上下攻衝之証。便須曲為酌量衛護。若但背惡寒。乃陽弱陰勝之常。所謂無熱惡寒發於陰也。更口中和。則與咽乾煩渴者異也。故灸之而又以此湯温補其中。若身体痛。手足寒。骨節痛。脉沉。亦寒邪内中之本証。故亦以此湯温補之。而無所回護。取附子茯苓下温其經。不用乾薑之剛燥。更以芍藥監之。而附力乃更柔緩。且以參朮徐培其中土。而附特為鎮攝之主。羽扇綸巾。難以狀其從容決勝之度矣。

术附湯

論曰、湿從下受之。故身雖極重。而無體痛。加以脉浮虛而濇。則表裡皆為風濕所搏。故以桂枝湯去芍藥加附。以其疾而迅掃。表裡無不至也。若其人小便利則内濕行矣。更大便鞕則無濕而有熱矣。不渴則熱亦退矣。不惡寒則無表矣。然恐身疼極重。豈非風濕止搏于軀殼間乎。用术以去其濕。薑枣行脾胃津以和營衛。甘草加附子以行薑棗白术之勢。而反不用桂枝者。邪在軀殼之表。不在經絡之表。故易白朮為君。則風之挾濕者。不表解而從熱化也。前去芍方為脉浮虚也。則此之去桂脉不浮可知矣。

桂枝附子湯

論曰、即桂枝去芍加附子湯而又多加附子者也。蓋桂枝湯本屬陽劑。以芍藥一味和陰。取其亦走經。不比他血藥也。然酸寒之性。不覺于風而覺於濕。故桂枝治風之劑。兼芍為和陰之善劑。同之驅濕則忘其滯矣。今傷寒七八日。反身體煩疼。不能自轉側。明是風濕相搏。以不頭疼。不嘔渴。知風濕之邪。不在表不在裏。而在軀殼。然其原因於寒。幾乎風寒濕。合而為痺矣。芍藥非寒湿證所宜。故以附子之辛熱多至三枚。從桂枝之後。為純陽剛劑。以開凝結之陰邪。然脉不單濇。而浮虛先見。是濕少而風多也。故藉一附子而迅掃有餘。否則又宜朮附湯。驅湿為主矣。

甘草附子湯

論曰、此與桂枝附子湯証同。是風濕相搏。然彼以病淺寒多。故肢體為風湿所困。而患止軀殼之中。此則風湿两勝。挾身中之陽氣而奔逸為灾。故骨節間風入增劲。不能屈伸。大傷其衛。而汗出短氣惡風。水亦乘風作勢。而身微腫。其病勢方欲擾亂於肌表。與静而困者不侔矣。彼以薑棗行其津液。而散困鬱之湿者。此以行其津液。而益增擾亂之勢。故并去薑棗之行而反以甘草首湯名。且加白术非止流湿也。亦培其根本重地。以為禦侮之主。而封疆傾危。專托桂附以為撥亂之功臣也。

桂枝去芍藥加附子湯

論曰、前桂枝去芍方。以陽邪盛於陽位。欲一剗掃之故不復用和營之法。而去芍以絕其留連。此亦誤下而致脈促。但邪盛挾虛而微惡寒。又原病未解。即是陰邪因下而加盛。陽邪欲解而頓虛。陽虛欲脫之象。駸駸可虞。故即於去芍方中加附以溫其經。使發表溫經。各行其事。正與麻黃附子細辛湯。以發少陰表裡之邪相彷彿耳。按此與芍藥附子湯證表不解而惡寒者相似。加附同。去芍去桂相懸者。蓋彼但表裡不解。勢甚平常。而反惡寒。則以惡寒為重。而去桂以急和其內。此以脉促而因誤下。則表邪留擾爲急故去芍而以桂枝清表耳。

甘草乾薑湯

論曰、脉浮自汗出。固是在表之風邪。而小便数心煩則邪亦在裏。加以微惡寒。則在裏爲寒邪。更加脚攣急。則邪寒頗重矣。乃用桂枝獨治其表。則陽愈虛陰愈無制。故得之便厥。桂枝恐悞。其可用麻黄大青龍乎。陰寒内凝。總無攻表之理也。故用甘草乾薑湯以調其中。而復其陽者。即所以散其寒也。若仲景論證像陽。且悞治而厥逆者。于桂枝湯加附溫經增桂令汗矣。又飲以甘草乾薑湯者。以桂走表附溫下。中氣未安。非甘草乾薑専溫其中。則夜半之陽回足熱。正未可知耳。

乾薑附子湯

論曰、下。後復發汗。其非無汗可知。如過汗而陰虛。則應夜不安臥。或嘔渴。倘有復感。則身必熱。脉不沉而有表證矣。今下且汗後。而夜安靜不嘔不渴。是無邪擾其陰也。晝反煩燥。甚至不得眠。其勢非小可矣。明是陽旺於晝。陽欲復。虛不勝邪。枝相爭而然。夫煩燥風徵也。否則陰燥也。今脉微無大熱。是外無襲邪而更煩燥。非陽虛發燥之漸乎。故以生附乾薑急溫其經。比四逆不用甘草者。彼重在厥。故以甘草先調其中。而壯四肢之本。此重在虛陽上泛。寒極發燥。故專用直擣之師。而無取扶中為治耳。

理中圓 及湯

論曰、病後喜唾。久不了了。此胃虛寒伏。宜理中以培其本也。霍亂頭痛發熱身疼。但不用水亦用理中者。

蓋頭痛發熱。邪由風寒中陰陽之界也。未知陽邪陰邪。故以飲水爲熱。熱則知陽邪居陽分而稍高。以不飲水爲寒。寒則陰邪居陰分而稍下。陽邪用五苓者。責在太陽也。陰邪用理中者。責在太陰也。然中土爲萬物之本。故理中政可通治一切。所以加減法獨多。若臍上築。去术。皆惡其壅也。差後渴欲得水。反加术者。津液不足。則邪反營之。故加术以壯其正氣。而虛熱去。津自生矣。若令人反加冷藥以清之。滑藥以潤之。寧知此理哉。

加減法

若臍上築者。腎氣動也。去朮加桂四兩。脾虛腎氣動者。臍上築動。內經曰、甘者令人中滿。朮甘壅補。桂泄奔豚。是相易也。○吐多者去朮加生薑三兩。嘔家不喜甘。故去朮。嘔家多服生薑。以辛散之。○下多者還用朮。浮者加茯苓二兩。下多者用朮以去濕。悸加茯苓以導氣。○渴欲得水者。加朮足前成四兩半。津液不足則渴。朮甘以緩之。○腹中痛者。加人參足前成四兩半。裡虛則痛。加人參以補之。○寒者加乾薑足前成四兩半。寒淫所勝。平以辛熱。○腹滿者。去朮加附子一枚。服湯後如食頃。飲熱粥一升許。微自溫。勿發揭衣被。胃虛則氣壅腹滿。甘令人中滿。是去朮也。附子之辛。以補陽散壅。

桂枝人參湯

論曰、此症之心下痞鞕。下痢不止。與生薑瀉心湯證心下痞鞕下痢同。與大柴胡一證心下痞鞕下利亦同。此獨主桂枝人參湯者。蓋生薑瀉心湯在汗出解之後。有裡而無表。故但滌飲清熱。大柴胡證與此證。則俱表不解矣。但大柴胡證。雖汗出則似太陽已解。

又嘔吐亦類兼少陽。故竟大柴胡湯以表邪欲去未去。因自汗而非因誤下。則痞鞭為實邪。故加大黃枳寔以攻裏。而兼芍藥以和之也。若此證則數下之。又利不止。且表裏不解。是裡虛不守而利。正虛邪湊而痞也。故與桂枝人參湯以救裏虛。但表未解。故于理中湯加桂枝以監之。而革理中之名。乃表法之變而用理中。然理中仍不礙表。則因所誤而法偶變耳。所以桂枝新加人參湯中倍芍藥者。以誤汗而陽虛邪湊。恐陽孤無偶。用芍藥以和之。俾不至散亂也。此湯中獨去苛藥者。以誤下而邪入于陰。苛藥陰寒。不能散陽邪耳。況下藥皆寒。內已陰寒。何堪再益也。

吳茱萸湯

論曰、凡治病。因食作楚者。槩作陽明。此大法也。故食難用飽。飽則微煩之陽明。即為谷癉。嘔屬太陽。食谷而嘔。即似陽明受寒。故以吳茱萸治胸中逆氣滿寒。然而增劇則仍是因火。故云屬上焦也。明非下焦寒逆之比。所以用吳茱為誤也。若吐利厥逆。至於煩燥欲死。方是胃中之陰氣上逆。故以吳茱下逆氣。人參薑東培土。腎氣自不能上陵。雖亦溫中。實下其逆耳若乾嘔吐涎沫。是寒侵厥陰。肝木乘脾土。而陰氣逆上。亦用吳茱萸湯泄逆。好古所謂衝脈爲病。逆氣裡急。宜此主之。蓋腎肝同一治也。按東垣曰濁陰不降厥氣上逆。咽膈不通。食則令人口閉目瞪。陰寒膈塞。氣不得上下。此病不已。令人寒中。腹滿膨脹下利。宜以吳茱之苦熱。泄其逆氣。用之如神。諸藥不可代。則知肝腎濁陰上逆。自能致病于陽明中。即不寒尚能使寒。況原有虛寒者乎。中氣果強。自能鎮安腎肝。而使其不逆。病分上下。寔則聯貫。一物而可兼之（治）。唯吳茱爲能。故云不可代以他藥。觀此仲景一方兩用之意不曉然哉。

真武湯

論曰、熟附能補。配以生薑之辛。則補中有宣發之意。兼以芍藥之酸。則宣中又有收歛之能。復加苓朮者。盖水本坎。正惟挾外邪。而横流逆射。今有薑附芍以温經而調劑之矣。苓朮復能攝水下入。故少陰病至四五日有水氣者用之。水既下趨。則不復能上注也此之誤汗而亡陽心悸頭眩身瞤者亦用之水既內入則不復能外溢也。一舉而扶土制水。共成溫經之功。故曰真武。取其能鎮北方之水也。蓋腎雖屬水父母媾精時。一點真陽實伏藏於中。以為發揚之本正如北陸藏氷。一陽內伏。春夏敷榮。賴此而發。但位居北極。陰之至也。更加客寒。孤陽欲鏟。故必以薑附為主劑。陽得熱而不散耳。但邪已外布者。非斂之不入。邪之凝結者。非引之不出。邪之阻遏者。非暢之不遂。故有時汗下後無表證。脉沉微者。乾薑生附獨用取其急温也。其四逆湯乾薑生附合甘草調停以化至逆也。其白通湯乾薑生附合葱白宣發以通其勢也其附子湯及真武湯皆兼苓朮芍歛外以固其内也但附子湯用生附。比真武又加參而去生薑。則有直補驅邪之不同矣。通脉四逆。即四逆增甘草倍乾薑另加葱九莖。則有隔逆淺深之不同矣。且每以熟附配生薑。乾薑配生附。總取宣補相濟已耳。○若欬者加五味半升細辛乾薑各一兩。五味之酸以收逆氣細辛乾薑之辛以散水寒。○小便利者去茯苓已無伏水。○下利者去芍藥加乾薑二兩。散寒。因芍藥之酸能泄氣耳。○嘔者去附子加生薑足前成半斤。氣逆則嘔。附子補氣。生薑散氣。千金曰、嘔家多服生薑。可謂嘔家聖藥也。

桃花湯

論曰、下利便膿血腹痛小便不利古註以爲寒。視其所用之藥。皆溫熱也。喻先生以爲熱。謂小便不利。非下熱不能。且有見血無寒。及血得熱而妄行之語也。不知病既屬少陰。邪因經而寒。自二三日至四五日則寒鬱而熱矣。正如滯下之證。必由於暑。而暑氣之所以陷入。則由寒冷過抑使然。故涼藥清暑。熱藥劫鬱。皆可愈。此以石脂固脫。粳米調中。而以乾薑為散本寒劫標熱之總司。始無貼患。否則以寒藥治熱熱未去而寒復傷。如之何。故只自利便膿血。而無腹痛小便不利證。亦主之。謂下泄必由中虛。是方顧本處標。溫中以固洩。當下之寒熱。總不深較耳。

人參四逆湯 當錄於通脈四逆湯下今補入

論曰、霍亂後尚惡寒。而脈微。又復利者。陽虛陰勝也。

若利之則津液內竭。故云亡血。與四逆湯以溫經復陽。加人參以生津液也。

通脉四逆加猪膽汁湯　當録於茯苓四逆湯下今補入

論曰、霍亂後。吐已利止。津液必內竭。則不當汗出。今又汗出而厥。四肢拘急不解。脉微欲絶者。乃陽氣大虚也。陰氣獨勝也。若純與陽藥。恐爲陰氣拒格。或嘔躁不能下咽。故加猪膽汁之苦入通心氣而和肝膽。平陰陽無使格拒也。內經曰、微者逆之。甚者從之。此之謂也。

汗劑

麻黃湯

論曰、寒傷營。太陽経最在外。故先受之。而營血不利。則骨節皆痛。頭身腰背経之所過也。寒氣勁切故令脉浮兼緊。汗即血也。在營則為血。在衛則為汗。寒傷營血。血内濇不能外通于衛。衛閉固。津液自鬱。故無汗發熱而增寒。然邪必由皮毛而入。皮毛者。肺之合也。脉主衛氣。色羅一身。是證雖屬太陽。而肺寔受邪氣。故軽則時兼面赤怫鬱咳嗽有痰脳滿重而暴則爲喘皆肺氣膹鬱也。麻黄中空味辛性熱。爲肺家崇藥。肺主氣。血隨氣行。故用麻黄甘草同桂枝引出營分之邪。達之肌表。佐以杏仁泄肺而利氣。是則麻黄湯雖太陽發汗重劑。寔兼發散肺經火鬱之藥。觀朱肱於夏至後用此湯。每加石膏知母。意可知矣。内経曰、寒淫於内。治以甘熱。佐以苦温。麻黄甘草開肌發汗。桂枝杏仁。散寒下氣。

麻黄杏仁甘草石膏湯

論曰、大青龍原爲傷寒無汗。而且煩燥者。如發汗後無桂枝之證。但汗出而喘。無大熱。明是肺有偶感之寒。胃因鬱熱。如大青龍證。而不兼風者也。其汗者。已經汗而不復閉固者也。故於大青龍湯中去桂枝薑棗。惟用麻黄甘石驅寒化熱。一舉兩得耳。若寒非偶感。則內不鬱熱。而竟用麻黄湯無石膏矣。若稍有桂枝證。而兼寒多。則必無汗。而用大青龍矣。故下以飲水必喘。水灌必喘。明其發汗後偶然得寒而喘之由。見非如初感之寒。可以竟用麻黄湯。亦非風寒兩感而有鬱熱。必須全用大青龍者比。故斟酌而用青龍湯之四。較麻黃湯則去桂也。若下後亦無可行桂枝之證。乃汗出而喘無大熱者。亦用此湯。謂本麻黃證誤下而表邪不去。故下寒以久鬱而熱。上寒以未解而喘。欲用桂枝而無其證。欲用麻黃而遺其熱。故不若於麻黃湯中去桂易石膏為恰當耳。若槩言汗下後不可更行桂枝為戒之辭。則仲景於誤汗下之證。復用桂枝者多矣。此何獨戒之深。且于汗後復兩贅致喘之因。而下後則不復贅也。若所謂大熱者。惡熱譫渴之類。不獨表熱也。必察其無大熱者。恐類白虎證也。蓋汗出乃白虎之一。而無大熱。不若白虎之甚且喘則肺復因寒而火欝。不若白虎之專有裏熱耳。総是此湯皆在解欝清熱。而不主於發表。發表不遠熱。而石膏非所宜矣。然仲景所以諄諄者。正恐人以傷寒已得汗之證。認為傷風有汗。而用誤桂枝。故特出誤汗誤下兩條。示以營衛分途。一涉於寒。同歸麻黄一治。而不可混施有如此也。

麻黄附子甘草湯

論曰、此較加細辛者。更為調停其藥勢之緩多矣因細詳立方之意。病二三日。比初得之略多日矣。日數多而無裡症。寒邪所入尚淺。是以不能驟發。故將此湯微發者。因病情不即內入而輕為外引也。此如桂枝二越婢。同其委曲彌縫也。

麻黃附子細辛湯

論曰、三陰必以溫經之藥為發散。使邪出而真陽不出。故麻黃附子細辛湯。人皆知附子溫經。麻細表散。而不知寒邪必由皮毛。皮毛者。肺之合也。麻黃為肺家專藥。故以治寒所從入。非即解少陰之寒也。附子入少陰固矣。細辛為手少陰引經之藥。而香味俱細能入腎。且力兼驅表邪。散浮熱。是從内達外。賴此以為旋鼓。故較麻黄附子甘草湯。此為重劑。然少陰病。明有脉細沉数。病為在裏。不可發汗之禁。又有八九日。一身手足盡熱者。以熱在膀胱。必便血之條。此脉沉身熱。似乎非麻附所宜。豈知陰病難于得熱。脉雖沉而發熱。則邪猶在表矣。况曰初得之。則客邪尚淺非七八日。邪已入裡之比耶。

麻黄升麻湯

論曰、大下後。則氣血俱傷可知。於是寸脉沉遲。明是陽去入陰之象。因而手足厥冷。泄利不止。下部脉不至。故以苓朮乾薑壯其陽。歸蕤天冬養其陰。桂甘芍藥和其營衛。而以升麻提其下陷之氣。知母石膏黃芩清肺之熱。而以麻黃散而洩之耳。然而下部脉雖不至。泄利雖不止。非竟純陰無陽也。不過快藥下利。重亡津液。故厥陰之脉隨經射肺。而肺之津液亦亡。乃咽喉不利而止膿血。遂成肺痿也。病惟表裡錯雜。葯亦兼而調之。君以升麻。則下無不舉。君以麻黃。則内無不出。故曰麻黄升麻湯。

麻黄連軺赤小豆湯 連軺即連翹根

論曰、凡傷寒瘀熱在裏。身必發黄。非謂表邪入裏而瘀熱也。凡言瘀字。有挾濕之義焉。此不曰表解。而曰傷寒表未解也。不曰熱結。而曰瘀熱。非熱邪驟結。乃有相因而瘀之也。不竟曰瘀熱。而曰瘀熱在裏。對表而爲言也。故遂揣測其表裏搏邪之變。而曰必發黄。讀斷傷寒二字便醒。明是表裏之間。寒熱不等。有湿爲之醞釀。表邪不去而逡巡生變。觀仲景於發汗已。

身目為黃之例詳之。曰寒濕在裏不解故也。此獨曰瘀熱在裡。則知此之發黃。蓋由寒濕在表。而另有瘀熱在裏矣。故以麻黃湯去桂加薑棗。以主表間之寒邪。加連軺梓皮之苦寒入心胃而解熱。赤豆之甘平下水而滲濕。然則仲景前所謂于寒濕中求之。不即言裏有瘀熱。乃見寒濕之變不同。裡有瘀熱其一也。然寒濕之在傷寒。又為偶異之證。特揭言之。欲人詳其因濕致變之故。當以治寒濕法。參入治傷寒中相為斟酌耳。按海藏謂梔子柏皮湯。連軺赤小豆湯。治身黃小便利而身不疼。此為乾黃。活人謂桂枝附子湯。去桂加白朮湯。治身黃小便利而身盡痛者。此為濕黃。皆就發黃本證揣摩之詞。未悉仲景於傷寒表裡間。回翔審顧而施其治法之妙矣。

大青龍湯

論曰、大抵病之寒因者。易致內熱。蓋寒邪比風邪不同。風為陽為外為上為動。寒為陰為內為下為靜。故鬱閉則內熱隨生。如仲景一百十三方。白虎湯為最涼。次則大黃黃連湯。白虎加人參湯。竹葉石膏湯。皆于寒因後用之。自可知矣。大青龍者。仲景為傷寒無汗而更煩燥者設也。謂煩燥風微也。證既因寒無疑。又乃挾風而煩燥。風欲自汗外泄。以寒故不能自由。徒躁擾于外。寒為風閉。即未入裡。能無欝熱乎。所以桂枝麻黃二湯合用。獨加石膏。并去和陰之芍藥。益風寒糾纏。非疾驅不可。恐留芍藥助寒邪沉滯之性也。發表不遠熱。此兼石膏并去其欝熱。如滅虢而兼取虞。非堂正之兵也。益石膏味辛。氣雖凉而不滯麻桂之行也。但全無調劑之意。能免雷轟電掃之恐乎。

故曰大青龍。言其毅勢之張。而風雲致雨之驟也。抑寒因者熱易鬱。此為醫中至理。雜症皆可類推。不獨傷寒為然。所以後人于痰湧偏枯。外顯肢體之證。概以中風統之。謂寒熱。內鬱風鬱外攻。理有必然也。人本虛寒而寒邪直中者。則單顯虛寒證。為稍不同耳。

小青龍湯加減法。若微利者。去麻黃加芫花如雞子大。熬令赤色。下利者不可攻其表。汗出必脹滿。麻黃發其陽。水漬入胃必作利。芫花下十二水。水去利自止。若渴者去半夏加括蔞根。若噎者去麻黃加附子一枚炮水。得寒氣冷必相射。其人氣倍加附子溫散水寒。病人有寒。復發汗。胃中冷。必吐蚘。○若小便不利少腹痛。去麻黃加茯苓四兩。水畜下焦不行故也。若喘者去麻黄加杏仁。喘呼形腫水氣標本之疾。

論曰、人身水飲停蓄心下。則變證不一。蓋水氣為陰邪。故逆上則為咳為喘為嘔。注下則為腸鳴自利小腹滿小便不利。以心下為通衢。無所不至也。至若在傷寒表未解時。災變尤急。攻表則遺裏。攻裡則遺表。豈不兩難乎。不知太陽之邪。由皮毛而入。皮毛為肺之合。水飲之逆。因氣為使。肺為氣之宗。故仲景一見水氣證。如乾嘔、微利、咳、發熱、不問全備與否。竟於桂枝麻黄中加五味之酸。以收肺氣之逆。加乾薑之辛。

以瀉肺氣之沸。加半夏細辛之辛。入陰消飲。下逆溜肺耳。蓋細辛能入心瀉肺。補肝潤腎。而助其宣散。故于風藥中。獨為入陰之劑。更合味芍薑半以遂其內攖之性。雖有桂麻不能直達表分。而但助其擴清矣。謂其小青龍者。欲其翻波逐浪以歸江海。不欲其興雲升天而為霪雨之意。後人謂小青龍湯為發散之輕劑。味甚旨矣。

成無已曰寒邪在表。非甘辛不能散之。麻桂甘草之辛甘以發散表邪。水停心下而不行。則腎氣燥。內經曰、腎苦燥。急食辛以潤之。乾薑細辛半夏之辛。以行水氣而潤腎。咳逆而喘。則肺氣逆。内經曰、肺欲收。急食酸以收之。芍藥五味子之酸以收逆氣而安肺。

桂枝麻黄各半湯

論曰、傷寒陰陽虚。総無補法。以驅邪即是補也。但驅邪中有風寒之異。有和陰不和陰之別。若桂枝去芍。及去芍加附湯。乃不欲和陰以滯其迅掃之勢也。此湯在熱多寒少。日久脉微緩之時。政陽氣進而邪氣少。本為欲愈之徵。乃脉微而更惡寒。則脉微為裏虚。

惡寒爲表虛。汗吐下俱不可行矣。奈面反有熱色。是風雖外薄。爲寒所搏而不能散。所以面顯怫欝之熱色。必宜総風寒而解之。故桂麻合用。但此爲寒持日久。比誤下脉促不同。故彼去芍。此仍用些少之芍。以和陰而馭麻黄之暴。所謂用人之勇。去其暴也。

桂枝二麻黄一湯

論曰、兩與桂枝若病無不解矣。今形如瘧日再發。再發爲極輕之邪。是邪本淺而易散。亦爲微寒所持。但寒而面有熱色。怫欝難解者。其欲悲之情又復不同。

故麻黃只一。乃略兼治有過當之患也。

桂枝二越婢一湯

論曰、此即麻黃桂枝各半湯。桂枝二麻黃一湯。但分兩俱極少。而生薑獨多。別加石膏爲異。證云太陽病發熱惡寒。熱多寒少脉微弱者。此無陽也。不可更汗宜此湯。蓋無陽者。亡津液之通称也。機關在熱多二字。唯熱多故燥爍其液。而無陽似乎裏傷。而未成裏證也。故既以脉微弱。戒不可更汗。復以石膏入解風寒極小劑中。有青龍之意。而去青龍之猛。謂石膏辛凉甚少。胃煎得之則熱化津生。而不礙表寒。柔緩如女婢。故云越婢耳。生薑多者。取其辛溫益胃。且勝石膏也。

成無已曰、胃為十二經之主。脾治水穀為卑。故曰婢。脾主為胃。行其津液。是湯所以謂之越婢者。以發越脾氣通行津液。外臺方名越脾湯。

葛根湯 本草云、輕可去實、麻葛之屬是也、

論曰、葛根陽明藥也。項強几几。為陽明的證。故太陽病纔見此證。即以有汗為風。無汗為寒。而于桂枝麻

黄湯中各加葛根以盡其用。然彼不名葛根湯。但言桂枝加葛根。以桂枝全湯僅加此一味也。此獨更名葛根湯者。見寒邪既欲傳于陽明。則胸悶之喘自止。自可不用杏仁。故不于麻黄全方加葛根。反用桂枝全方加麻黄葛根。恐其寒少也。故雖意主加入麻黄湯。而不得謂麻黄湯加葛根耳。若太陽陽明合病自下利者。用葛根湯。成説謂邪并于陽。則陽實而陰虚。陰虚下痢。故以葛根湯散其餘邪。如是則葛根一味治陽明矣。獨用入麻黄。義何取乎。蓋寒邪屬陰。陰性下行。故合陽明胃中之水谷而下奔。治寒以麻黄爲主。故必合麻黄葛根並加之。亦不用杏仁。因其勢已下趨。不欲復利之也。

葛根加半夏湯

論曰、仲景於太陽陽明合病。自下利者。以爲兼寒。而用麻黄葛根加入桂枝全方矣。若不利而加嘔。則是兼風。風屬陽。故合陽明胃中之水飲而上逆。故於葛根湯全方。復加半夏以去其逆。猶小柴胡治半表裡而未全入裡者。不脫半夏爲治也。若概如成無已邪并於陽則陽寔而陰虛。陰虛必下利之說。則此之合痢。獨非邪并於陽乎。何以不下利而獨嘔。故知下利不下利。有挾寒挾風之不同也。

吐劑

梔子豉湯

論曰、梔豉之用。虛煩寔煩皆可。太抵為下後有太陽餘邪未盡。或先經汗吐而又下者。總為胸中陽氣不足。最虛之處。便是容邪之處。于是甚則身熱。胸中結痛。或但窒塞。而煩燥。為寔煩。不甚則外熱除。而心不窒。但虛熱。留蘊。煩而不眠。或反覆懊憹。為虛煩。皆非大滿痞結者比。故以梔豉輕劑湧之。所謂邪高者越之也。即有太陽病兼汗出。不惡寒反忘熱。身重舌胎皆見陽明之證。亦湧以梔豉而徹去膈熱。則治太陽而無礙陽明耳。即有熱鬱結氣。致頭汗出而心中懊憹。然不結胸。則邪本輕微。亦梔豉湧之以徹其熱。則陽明下通於陰。而濈然汗解耳。蓋香豉原主寒熱惡毒。煩燥滿悶。亦能調中下氣。梔子更能清肺胃大小腸鬱火血熱。此湯尤主表邪。妙在輕湧而宣揚之。若舊微溏服此湯不能上湧。反為下泄矣。故戒之。內經曰、先泄而後生他病者。治其本。必先調之。後乃治其他病。正此意也。

梔子甘草豉湯

論曰、因少氣而加甘草。謂補似也。然觀彼脈結代心動悸。炙甘草湯主之。此若但取補中。何不炙之而生用耶。要知既有虛熱。中雖少氣。未可補也。因推原氣少之故。乃熱傷元氣。故以甘涼調中而化熱。調亦是補。然非主補也。使果宜補。則不敢湧之矣。

梔子生薑豉湯

論曰、彼少陰鬲上有寒飲乾嘔者。不可吐。今嘔而仍以梔豉湧之。但以生薑安其嘔。何也。蓋虛煩不得眠。

太陽餘熱也。甚至反覆懊憹。熱亦不小矣。然而嘔者非寒飲也。乃胃氣為熱所搏而不散。故既以梔豉湧邪上出。復以生薑之辛散其結耳。然則雜病之嘔。脉細、溫飲、不煩、無熱、非寒而何。脉浮數。喜冷飲。煩熱吐酸。非熱而何。以此類推。薑半止嘔之法可概施耶。

梔子厚樸湯

論曰、滿而不煩。即裡証已具之寔滿。煩而不滿。即表証未罷之虛煩。合而有之。更卧起不安。明是邪湊胸表腹裡間。無可奈何之象。故取梔子以輕拂其邪。合枳朴以泄腹中之滿。似乎表裡兩解。然而梔子少枳朴多。邪勢趋內。故泄滿為主也。

瓜蒂散

論曰、痰飲在胸。變態不一。寒而不熱。則有手足厥冷一證。何以知非中寒。則以乍緊之脉別之。緊而曰乍。是即診時前後不緊。偶現緊形也。熱而兼濕。則有心中滿煩飢不能食一證。原無他證。而但胸中作楚。故不必以脉別之。若病如桂枝證。是發熱汗出而惡寒矣。然且頭不痛項不強非全乎表證。胸中痞鞕又類結胸。寸脈不沉而微浮。是邪不在裏不在表。而在胷中。況氣上冲胸。咽喉不得息。如果表病。初發何至于是。明知是痰。而曰胸有寒者。痰本於寒也。已上三證。皆以瓜蒂之苦合赤小豆之酸以湧之。所謂高者因而越之也。其形容痰證寒熱微甚。可謂備矣。然特列之傷寒證中者。謂厥冷似虛寒。煩滿似痞。如桂枝證似表。故特拈出以示辯耳。

下劑

小承氣湯

論曰、此大承氣单去芒硝耳。芒硝古名盐硝。與硝石不同。硝石乃火硝。可為火薬者。其味辛苦。微盐而氣温。其性上升。故亦破堅積。治熱諸火鬱。調和臓腑。虚寒腦痛欲死。兼治喉痺。五淋。黑疸。發背。手足不遂。皆取升散也。若芒硝其性走下。故惟瀉滌腸胃積滞。以其鹹寒足以軟堅去寔熱也。然結不至堅者不可用。蓋大黄清血分之熱。故得大黄而瀉不止者飲粥湯。

胃得穀氣即止。以胃之氣分不傷也。合芒硝則併氣分而峻寒之矣。非有大熱者。何以堪之。人身溫煖之氣。乃元氣也。一傷猝難驟復。故必熱邪太甚。然後無用之。所謂有病。病當之也。觀仲景增此一味而曰大。減此一味即曰小。且諸所欲下者。必先與小承湯。即芒硝之峻可知。至調胃承氣。反去枳朴不去芒硝。乃為熱甚而胃氣不合者。恐其破氣。故去枳朴而加甘草。以培養其根本。故曰調胃。非謂熱不甚者亦可用也。

大承氣湯

論曰、朴去痞。枳泄滿。硝軟堅。黄去寔。海藏謂必痞滿燥寔四證全而後可用。不易之論矣。總以大便寔爲主。便寔必以手足濈然、汗出爲第一證驗。蓋表解後周身無汗而手足濈然。非燥屎熱氣。不能使諸陽之本。猶蒸蒸而潤也。但外之解不解。内之燥不燥。虚不虚。非手足汗之所能盡。故表則驗之惡寒。或無汗。或脉浮。則表尚未清矣。内則驗之不轉失氣。或臍腹痛、或脉弱。或便溏。或小便不利。或熱微。或熱不潮。則裡實未甚也。以消息燥實痞滿四字方確。然脉症參差。又不可泥。如汗多微惡寒。脉遲。禁下。若脉遲汗出。而無見不惡寒。身重。短氣。腹滿。喘。潮熱。即為外欲解。可攻裡之象。以裡熱多。故知脉遲為表欲解也。若煩燥心下鞕。而無太陽柴胡證。似可下矣。然脉弱。雖然食不可以為胃強。而輕下也。不大便六七日。似可下矣。然小便少。屎未定鞕。故雖能食。不可以為燥屎而輕下也。至譫語有潮熱。反能食等症。則真胃中有燥屎矣。大承氣雖重劑。以此詳辨。寧有誤乎。

内経曰、燥淫所勝。以苦下之。大黄枳寔之苦。以潤燥除熱。燥淫於内。治以苦温。厚朴之苦下結燥。熱淫所勝。治以鹹寒。芒硝之寒以攻蘊熱。

調胃承氣湯

論曰、此比大小承氣。獨有甘草而無枳朴為異、耳仲景用此湯凡七見。或因吐下津干。或因煩滿氣熱。総為胃中燥熱不合。而非大寔滿者比。故不欲其速下。而去枳朴。欲其戀鬲而生津。特加甘草以調合之故曰調胃。然胃既熱結。須硝黄開之。則其氣之壅而不接可知。承者順也。順其氣而接之也。故亦曰承氣。合觀仲景治熱邪內入。曰陷胸。邪高在胸上也。曰瀉心。邪居在心下也。曰調胃。邪竟在心下之胃也。即胸心胃三字了然。然而治胸曰陷。謂邪雖高。比虛煩者全裡而不無表矣。故彼虛煩證。以梔豉輕湧者。此宜以大黄芒硝甘遂等陷之使下。義取陷身陣內而攻克也。治心曰瀉。謂邪在此。不過熱邪痰飲膠結。比胸則稍底。比胃則無熱實。導而去之。其勢順。故曰瀉也。治胃曰承氣。謂胃乃大小腸膀胱轉運之本。氣化則能出。有熱有物水滯之。氣不承順。則壅而不和。故義取調而下之。甚則大承氣。不甚則小承氣也。門人問曰陷胸瀉心調胃。得先生一為析義。可開千古聾瞶。但觀仲景論結胸。每曰心下因鞕。豈必胸上為結乎。曰仲景不云結胸者。項亦強如柔痙狀乎。項且強。則項之下可知。特可按者惟心下。故註病狀曰心下鞕。並湯名則曰陷胸也。

梔仁承氣湯

論曰、脉未至沉。邪與血搏蓄膀胱。結未堅也。但膀胱為太陽寒水之經。水得熱邪。如血摶之。則肺臟而上侮心火。所以如狂。其血稍行。故云外不解。尚未可攻殆至以藥解外。表邪新去。裡血易動。所以不用抵當湯。而用桃仁加入承氣。其加桂枝者。一恐餘邪稍有未解。其血得以留連不下。一恐膀胱在下。藥無向導則運轉不靈。然利小便之藥畧入一味。即是利水非利血矣。故因太陽腑邪。仍借太陽之藥。憑硝黃之勢相將而成解散之功也。王三陽所謂原桂而非枝。殺枝之親上而不下也。不知肉桂但有溫陽之功。不能解太陽隨經之瘀熱。此雖桂枝而有硝黃以掣之使下。豈若甘草姜棗互作一隊。共為辛甘發散者乎。觀桂枝加桂湯。以伐腎邪而治奔豚者。亦用桂枝。其治膀胱之非肉桂可知矣。

小陷胸湯

論曰、陷胸湯丸。大概為太陽誤下者設也。若不因誤下。則胃中未致空虛。客氣何能動膈。即或有水噀水洗。為寒遏而成寒實結胸。然而無熱。則太陽之邪已去表矣。不見陽明症。是未傳陽明矣。非水飲搏結而何()内外大傷。外邪亦淺。故以三物小陷胸主之。更有不因水洗所遏、而其人痰飲素盛。搏邪怕按者。表邪不甚。而結正在心下。中陽未虛。而脉見浮滑。故亦以小陷胸驅之。謂黄連半夏瓜蔞已足泄熱散結。無取硝黄甘遂之獷悍傷胸上合平之氣也。仍曰小陷胸、見未離太陽為治。特別異於瀉心之治陰邪而低緩者耳。

大陷胸湯

論曰、識得太陽結邪盛高。必用陷胸之義。不獨瀉心承氣可無混用。即結胸証中種種變態。自可意會而得。如脉遲禁下。有時脉浮誤下。動数變遲。以陽邪結上焦。不然復鼓也。然膈内拒痛。心中懊憹。非汗多惡寒脉遲者比。以驟變故也。如結胸屬太陽。有從心上至少腹鞭滿而痛不可近。且舌上燥渴。日晡時小有潮熱而似陽明者。以從心上三字辨其為太陽陽明。而治從太陽結胸例。有時傷寒頭汗出。而審其邪結在膈。陽氣不能上達。有時傷寒脉沉緊。心下痛而非胃寔。知其為寒因以致熱寔。不同於中風之陽。同於中風結胸之熱。已上四證。概非大陷胸不可者。蓋結胸非雖若痞之挾飲宜瀉。然太空之地。单氣不能結。亦必藉痰濕。而邪聚至高。故用藥必由胸脇以及腸胃。蕩滌始無餘。否則但下腸胃結熱。反遺胸上痰飲也。由是高之又高。進而至頭項強。則變而為大陷胸丸。雖高不如正結。降而為小陷胸湯。總於極高稍下辨之。而不離陷胸之名。以為太陽裡邪必從高為辨也。若諸瀉心。則於挾熱挾寒挾飲辨。三承氣則於熱勢之微甚虛寔辨之。而不從高下起見矣。若大柴胡亦有因結在胸脇者。然挾表則雖高而結未甚。不得從陷胸之例矣。豈非太陽結邪。有必可混同於他下証者。惟此高下之間邪。但以痛不痛為辨。似未詳矣

大陷胸丸

論曰、結胸邪高。原比心下痞塞者不同。所以仲景前另出正在心下之條。見結不止在心下也。然至項亦強如柔痓狀。但仰而不能俛。為高之至。肺中膹滿至急可知矣。故於大陷胸湯。又加屬火性急逐水之葶藶。以洩陽分肺中之氣閉。加杏仁兼治肺中風熱。散

結利氣。但胸邪十分緊逼。大陷胸湯。恐過而不留。即大陷胸丸。又恐滯而不行。故煑而連滓服之。又加白蜜留連而潤導。以行其迅埽之能也。

大柴胡湯

論曰、傷寒發熱汗出不解心下痞鞕。嘔吐而下痢者表邪未解。裡證已迫。然非結胸者比也。彼結在胸而表裡之熱反不熾甚。是為水飲結在胸脇也。或其人頭有微汗。乃邪結在高而陽氣不能下達也。故須以大陷胸速去之。若外邪不解。胸中痞鞕而無嘔吐下痢。

蕴結必不定在胸上。故以大柴胡两解表裡。無取於隔胸耳。若傷寒十餘日熱結在裡。復加往来寒熱。亦用大柴胡。謂隔入原少。仍偏半表。未全入裡也。若過经十餘日二三下後。柴胡証仍在者。其人之邪屡因悮而深入。即非大柴胡所能服。故必先用小柴胡。提其邪出半表。然後用大柴胡也。至若三承氣彼乃全裡無表。視此更不侔矣。此雖用大黄枳寔有白芍加小柴胡中。則和解之力居多耳。

柴胡加芒硝湯

論曰、此即大柴胡兩解之意也。但此無枳芍大黃而加芒硝。謂此之結滿潮熱嘔痢。雖似大柴胡証。嘗経悞用丸藥下之。引熱邪內陷而下痢。非芒硝無以蕩胃中之熱。且陰已被傷。無所事芍藥之和也。然此以加芒硝名湯。則知大柴胡。設無大黃。不成湯矣。合觀大柴胡及加芒硝湯。大柴胡乃未経汗下而熱邪有甚者。故以小柴解半表裡。加枳芍大黃以緩解其上下之裡熱。此湯乃因丸藥悞下。引客邪陷入之過。則客邪驟而淺。上乃因邪而熱。下未必即熱矣。故但以芒硝加入小柴。使和解之外。假硝性之急暴。而清熱者驟解其上。則下之協熱暫利者。不治自清矣。

桂枝加大黄湯

論曰、腹非胸脇之比。腹滿時痛。病淺宜和。而大熱大滿。勢在必下。但邪既入陰。又非寒下所宜。蓋表邪以誤下而乘虛陷入。即寔滿。亦因表邪而增勢。非陽分熱結之比也。故桂枝原方加入大黄。寔滿一去。而桂甘爲切於表。姜棗芍藥旋澓効合脾之力。所謂一舉兩得耳。

枳寔梔子豉湯

論曰、仲景治勞復食復。亦用概和解汗下三法。但和解以小柴胡為主。而汗出惟枳寔梔子豉一方。亦巧矣哉。梔豉本為湧劑。此獨用之以微發汗。非謂病後中虛。不堪湧也。傷寒為風寒外入之表。勞復為餘熱内起之邪。表邪貴湧。故梔豉湯先必煮梔子而後納豉。則上湧而不下。梔子厚朴湯。恐枳朴下走。故同煮而合其氣。使枳朴利氣之性。隨梔子而成功於一湧。此則先以清漿水七升。空煮取四升。内枳寔梔子。又次内豉。益水熬一則速下。故不先煮梔子而合枳寔同煎。供水勢以急下流。苦性以微汗。謂一切桂麻等湯。固係發表。非其所宜。卽湧亦驅入裡之表。治餘熱内起。未爲合法耳。梔豉之宣發。合熬水枳寔下墜之勢。既爲驅熱定方。於是有宿食者。加大黄如博奕子大。餘熱不殺。穀原非如表邪内入者之堅結而難開也。

四逆散

論曰、初入陰経。當溫固也。故四逆湯。及通脉等湯。乃治法之正也。然此為直中。及誤汗下而陰勝者。則相宜矣。亦有腎水衰薄。邪入則擾動真陽。因而蘊熱為患者。況傳經之邪。本係熱邪。概與溫經。豈非以火濟火乎。四肢者。諸陽之本也。邪在三陽則熱。至太陰則溫。至少陰則逆而不溫。至厥陰則厥冷而甚於逆。底邪漸入。其熱漸深。正氣不相接。故厥也。或溫之或涼之。此正治陰經之大關鍵處。故喻先生以嘔咳下痢。四肢沉重。為水飲橫溢之徵。以心煩。舌燥。咽干。不眠。為真陽內擾之機。此辨之至悉者也。而黃連阿膠苦酒猪苓猪膚等湯。立方之意了然。然皆意在滋陰。若四逆散似獨以清熱和解爲重矣。蓋四逆爲邪壅正氣。或咳悸小便不利。或腹痛泄痢下重。雖上下寒熱不同。總陰之不與陽通。而各自爲病也。故柴取胡以解其邪。甘草以和其陰。而以枳寔爲通達陰陽之主藥。雖不峻。漸可轉逆爲順。故亦得有四逆之名。藥劑極大。腎肝位遠也。此爲和解至平之劑。不堪任重。故以治四逆爲主。復設種種加法耳。

加減法。寒咳者加五味子干姜各五分。並主下痢肺寒氣逆則咳。五味子收逆氣。干姜散肺寒。肺與大腸為表裡。上咳下痢。治則頗同。○心悸者加桂枝五分。氣虛而不能通行。心下築築然悸動也。桂能引導陽氣。苦熱以使。○小便不利者加茯苓五分。以滲泄之。○腹中痛者加附子一枚。裡虛遇邪則痛。故以補虛。○泄痢下重者先以水五升。煮薤白三升。煮取三升去滓。以散方寸匕內湯中煮取一升。半分溫再服。泄痢下重者氣滯也。加薤白以泄氣滯。

白散

論曰桔梗之提。貝母之散。巴豆之下。較小陷胸湯。是從治以劫之也。此湯本為寒熱結胸。然劑稍峻矣。又設言汗出已腹中痛。與芍藥三兩。謂失汗而煩。用文蛤散。或雖汗而邪不溜腹痛。仍以大合脾氣為主也。活人不拘寒熱。陷胸湯不瘥。用枳寔理中丸。應手而驗。庶非蹈儌者乎。

麻仁丸

論曰、約者。約少也。乃脾中素有燥熱。津液不足。故外邪入裡。益增其燥。而約二三日所食之物為一二彈丸。此燥熱以干之。非脾弱也。故仲景變太陽禁下之例。另立麻仁丸以潤之。不比一時轄結者。可用湯藥蕩滌耶。仲景所謂胃強者。亦謂脾土過燥。使腸胃津液枯槁化熱。致中消便少。是胃亦因脾之強而強。強即邪矣。非強於脾之謂也。使脾果弱。非溏即瀉。焉能反約少胃中之穀食乎。

抵當湯

論曰。表邪在。脈宜浮而反沉。脈沉胸宜結。而反不結。證極可疑。乃少腹鞕滿。小便自利。而人反發狂。然後知上焦之表証脉相反。蓋経腑本通。総太陽之邪相為留連。不足慮也。且前如狂而此發狂。則邪熱已攻心矣。前血自下。此小腹鞭滿。則血蓄更堅矣。桃仁承氣。自不足以動其血。且小便因氣化而出。血不與之俱出。是少腹中所結之血。既不附氣而行。更有何葯以破其堅壘哉。所以用抵當湯之峻。单刀直入。斯血去而邪不留。並無藉桂枝分解之力耳。然抵當湯為重劑。當用而不用。與不當而用用。貽害匪浅。故復以身黄一證。如脉沉結。少腹鞭。小便不利。為無血申辨之。見小便不利。乃熱瘀膀胱。無形之氣病。爲發黃之候也。小便自利。則膀胱之氣化行。然後小腹滿者。允爲有形之血耳。

抵當丸

論曰、寒爲陰邪。風爲陽邪。傷寒蓄血。較中風蓄血更爲凝滯。況結在下焦。便自利。血自結。毫無欲下之意。抵湯當誠爲不易之定方矣。但湯者蕩也。陽邪入陰。一蕩滌之即散。丸者緩也。陰邪入陰。恐蕩滌之而不盡。故緩而攻之。因熱甚血堅也。不可餘藥。見湯丸之間。即已不同。不必别用峻剂耳。

五苓散

論曰、太陽者。膀胱也。邪尚在表則経熱、、則身熱悪寒。邪或入裡則腑熱、、則煩渴。或小便不利。五苓散利水剤也。而仲景用之反以有渴為主。或胃干脉浮者。或浮数煩渴者。或渴而口燥煩者。或便数而欲飲水者。豈不知燥渴数熱去水則失潤耶。謂渴、雖燥熱亡津也。而燥熱之由。則以膀胱為津液之腑。因太陽随経之熱鬱於膀胱。故逆上而為燥熱。為煩渴。在本経則小便不利。是燥熱爲渴之本。膀胱又爲燥熱之本。惟以五苓通調水道。則火熱自化而津液得全。治渴之本也。然太陽之經。與腑氣本相通。故有經之餘邪。襲入腑爲煩渴。而經熱未除者。亦有腑邪盛而氣走經絡。至表未全解者。五苓中有桂以解表。煖水以助汗也。苓澤以蕩熱。白术以建中。而內外之邪頓清。所以五苓爲兩解表裡之首劑。若無表則竟去桂矣。故又有四苓之用也。白虎湯亦治煩渴。乃表證已解。邪去太陽。故不責膀胱也。

猪苓湯

論曰、五苓太陽藥也。故用桂枝白朮猪苓湯。易以阿膠滑石。則為導水滋陰。瀉熱利竅之劑。而非太陽藥矣。故少陰病下痢六七日。咳而嘔。渴而煩。不得眠者。用之。謂下痢六七日。本熱和寒解之時。尚無咳渴不眠等症。是熱邪搏結水飲。以故羈留不去。故用以利水潤燥。若脉浮發熱。渴欲飲水。小便不利。安知非太陽膀胱淋熱。而亦用猪苓湯。以其從陽明來。即不得復責膀胱。而用五苓也。惟義取滋陰導水。故陽明病。

汗多而渴者。豬苓湯即在所禁。若五苓則一見陽明有汗症。便禁用。不必多而渴矣。以邪不在膀胱而用桂。即是誅責無過也。

成無已曰、甘甚而反淡。淡味滲泄為陽。豬苓茯苓之甘以行小便。鹹味湧泄為陰。澤瀉之鹹以泄伏水。滑利竅。阿膠滑石之滑。以利水道。

十棗湯

論曰、下痢嘔逆。上下交症。勢良孔亟。設非痰飲。即是太陽表邪作嘔。脅熱下痢矣。表裡不明。禍在反掌。故以汗出不惡寒。知其表解。心下痞鞕滿。引脇下痛。干嘔。短氣。知其裡未和。可疑者。發作有時及頭疼耳。不知痰濕壅燥氣。濕困於中則滿。燥攻於頭則疼。且發作有時。則與表証之晝夜俱篤者。大不侔矣。但較之結胸。則位卑在心下而非陽邪。較之痞症。同屬陰邪。而多頭疼干嘔。明是邪搏痰飲。勢極洶湧。水氣下胃而利。邪隔在頭而疼也。故以芫花之辛。甘遂大戟之苦。大棗之甘。以益土而勝水。其不用芩連干姜等者。痰飲窮據。勢同篡漢之莽。非单刀直入。則漢兵雖多。

無益成敗耳。

牡蠣澤瀉散

論曰、腰以下有水氣。乃陰邪不盡由汗解。故滞而為水也。然人之身半以上陽。為身半以下為陰。陰病極而侵陽。勢所必至。故於未侵陽分之時。峻劑以攻之。所謂未濟而擊之。消緩則有滅趾之憂也。専利小便者。金匱曰腰以下腫。當利小便也。然葯止七。不用淡味而鹹者取四。甘寒者一。辛平者一。蓋陰邪久結必成濕熱。堅凝在下。驟難開發。故鹹以軟堅。寒以清熱。

利水以滲濕也。蜀漆瓜蔞根兼導飲而散結。葶藶減閉氣以開水道。水謂非氣閉。而不能結耳。

蜜煎導法

論曰、此爲大便不行。一無所苦者設也。結胸痞胃有燥屎臟結皆有現証。今一無苦。但自汗。且小便利。是鬱勢燥干。非堅結也。故以甘草苦寒者一減其氣。猶之硝黃開結而反從下達。邪低瀉也。若見實滿等症則小便利。止屬可攻之候矣。

猪胆導法

論曰、大便不通者。必用下之。有下之而不得通者。有津液内竭。腸胃乾燥。大便因鞭。不可通者。必須導垢滌熱方可。故立是法而用之。